Nachhaltigkeit in der Pflege für Dummies

Schummelseite

URSPRÜNGE UND WEGE DER NACHHALTIGKEITSENTWICKLUNG

- ✔ Club of Rome und Brundtland-Bericht
- ✔ Agenda 21: Soziale Ziele, Wirtschaftliche Ziele und Ökologische Ziele
- ✔ Agenda 2030 Menschen, Planet, Wohlstand, Frieden, Partnerschaft
- ✔ Sustainable Development Goals

NATIONALE NACHHALTIGKEITSSTRATEGIEN

- ✔ Nachhaltige Entwicklung als Leitprinzip
- ✔ Globale Verantwortung
- ✔ Erhalt der natürlichen Lebensgrundlagen
- ✔ Nachhaltigeres Wirtschaften
- ✔ Sozialer Zusammenhalt
- ✔ Bildung, Wissenschaft und Innovation

VIER KATEGORIEN DES DEUTSCHEN NACHHALTIGKEITSKODEX

- ✔ Strategie
- ✔ Prozessmanagement
- ✔ Umwelt
- ✔ Gesellschaft

STANDARDS UND NORMEN DER NACHHALTIGKEIT

- ✔ UN Global Compact
- ✔ Globale Reporting Initiative (GRI)
- ✔ Zentrum für nachhaltige Unternehmensführung
- ✔ Institut für ökologische Wirtschaftsförderung
- ✔ Institut für ökologische Wirtschaftsforschung (IÖW)

NACHHALTIGKEITSASPEKTE

- ✔ Ökologische Aspekte
- ✔ Soziale Aspekte
- ✔ Ökonomische Aspekte
- ✔ Management- und Kommunikationsaspekte

Nachhaltigkeit in der Pflege für Dummies

Schummelseite

NACHHALTIGKEITSBERICHTERSTATTUNG

- ✔ Verpflichtung zur Berichterstattung
- ✔ Environmental, Social und Governance (ESG)
- ✔ Corporate Sustainability Reporting Directive (CSRD)

INHALTE DER BERICHTERSTATTUNG

- ✔ Nachhaltigkeitsziele des Unternehmens
- ✔ Rolle von Vorstand und Aufsichtsrat in Bezug auf Nachhaltigkeit
- ✔ Wesentliche nachteilige Wirkungen der Geschäftstätigkeit
- ✔ Nicht bilanzierte immaterielle Ressourcen

GANZHEITLICHE NACHHALTIGKEIT

- ✔ Soziale Bereiche der Nachhaltigkeit
- ✔ Ökonomie der Nachhaltigkeit
- ✔ Ökologie der Nachhaltigkeit
- ✔ Hinweisgeberschutzgesetz
- ✔ Arbeitszeitgestaltung
- ✔ Lieferkettensorgfaltspflichtengesetz

SUSTAINABLE DEVELOPMENT GOALS (SDG)

- ✔ Keine Armut
- ✔ Kein Hunger
- ✔ Gesundheit und Wohlergehen
- ✔ Hochwertige Bildung
- ✔ Geschlechter-Gleichheit
- ✔ Sauberes Wasser und Sanitäreinrichtungen
- ✔ Bezahlbare und saubere Energien
- ✔ Menschenwürdige Arbeit und Wirtschaftswachstum
- ✔ Industrie, Innovation und Infrastruktur

Nachhaltigkeit in der Pflege für Dummies

Schummelseite

- Weniger Ungleichheiten
- Nachhaltige Städte und Gemeinden
- Verantwortungsvolles Konsumieren und Produzieren
- Maßnahmen zum Klimaschutz
- Leben unter Wasser
- Leben an Land
- Frieden, Gerechtigkeit und starke Institutionen
- Partnerschaften zur Erreichung der Ziele

CHANGE-MANAGEMENT

- Strategie: Vision/Leitbild
- Kultur: Führung/Kommunikation
- Technologie: Methoden/Verfahren
- Organisation: Strukturen/Prozesse

BASISEMOTIONEN

- Angst
- Überraschung
- Ärger
- Ekel
- Trauer
- Verachtung
- Freude

UMSETZUNG DER PROJEKTPHASEN

- Definitionsphase
- Planungsphase
- Umsetzungsphase
- Abschlussphase
- Integrationsphase

Nachhaltigkeit in der Pflege für Dummies

Margarete Stöcker und Francesca Warnecke

Nachhaltigkeit in der Pflege

für dummies®

Fachkorrektur von Michael Held

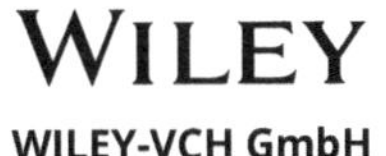

WILEY-VCH GmbH

Nachhaltigkeit in der Pflege für Dummies

Bibliografische Information der Deutschen Nationalbibliothek

Die Deutsche Nationalbibliothek verzeichnet diese Publikation in der Deutschen Nationalbibliografie; detaillierte bibliografische Daten sind im Internet über `http://dnb.d-nb.de` abrufbar.

1. Auflage 2025

Coverfoto: © Dee karen - `stock.adobe.com`
Korrektur: Petra Heubach-Erdmann
Satz: Straive, Chennai, India
Druck und Bindung:

Print ISBN: 978-3-527-72284-6
ePub ISBN: 978-3-527-85122-5

Über die Autorinnen

Margarete Stöcker ist Master of Arts im Gesundheitswesen, Master of Science in Prävention und Gesundheitspsychologie, Diplom-Pflegewirtin (FH), Fachkrankenschwester für Psychiatrie, Heilpraktikerin für Psychotherapie sowie Mimikresonanz®-Trainerin.

Zusätzlich spezialisiert ist sie im Bereich Mimikresonanz® für Menschen mit Demenz. Sie gründete 2004 das Bildungsinstitut Fortbildungvorort in Schwerte. In diesem Rahmen bietet sie in Deutschland und im deutschsprachigen Ausland Inhouse-Schulungen in Einrichtungen des Gesundheitswesens an.

Darüber hinaus beschäftigt sich die Autorin gerne mit ihrer vierbeinigen Co-Referentin. Die Dalmatiner-Hündin Sina begleitet die Autorin zu fast allen Schulungen.

Francesca Warnecke ist examinierte Krankenschwester. Nach ihrem Studium zur Diplom-Pflegewirtin (FH) übernahm Francesca Warnecke leitende Funktionen in der Pflege und im Qualitätsmanagement in unterschiedlichen Versorgungsbereichen des Gesundheitswesens.

Sie ist ausgebildete Auditorin für Qualitätsmanagement und Corporate Social Responsibility (CSR), Fachpädagogin im Gesundheitswesen und sie arbeitet bei MEDIFOX DAN.

Die erfahrene Pflegewissenschaftlerin beschäftigt sich intensiv mit Themen rund um Digitalisierung und Nachhaltigkeit im Gesundheitswesen und teilt ihr Wissen auf Messen und Kongressen oder in ihrem Podcast PflegeFaktisch.

Danksagung

An dieser Stelle bedanken wir uns bei allen Menschen, ohne deren Unterstützung dieses Buch nicht möglich gewesen wäre:

- ✔ Bei unseren Männern, die viele Stunden auf uns verzichten mussten
- ✔ Bei unseren Kunden, Fortbildungsteilnehmern und Auftraggebern für viele Impulse
- ✔ Bei den zahlreichen Expertinnen und Experten aus dem Podcast PflegeFaktisch und dem YouTube-Kanal Fortbildungvorort, die ihr Wissen mit uns teilen
- ✔ Bei den Mitarbeitern des Verlages Wiley-VCH, bei Herrn Ferner und Frau Reichwein für die Begleitung der Umsetzung dieses Buches und den vielen weiteren Mitarbeitern im Hintergrund
- ✔ Bei Ihnen, liebe Leserinnen und Leser, denn jedes Buch ist nichts wert, wenn es nicht gelesen wird

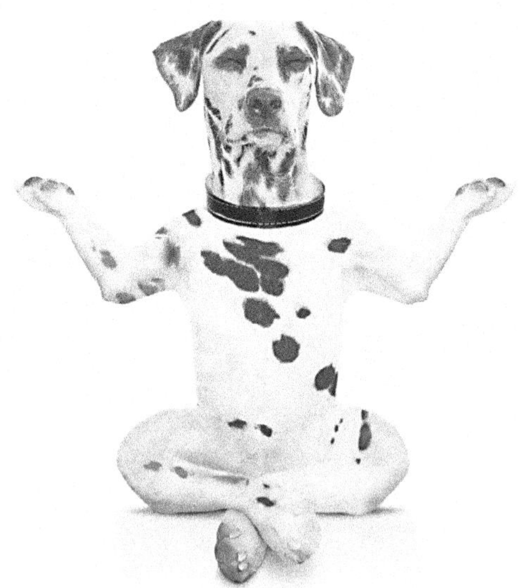

Sina, Co-Referentin von Fortbildungvorort.de

Auf einen Blick

Inhaltsverzeichnis

Einleitung

Betrachten Sie die beiden Trendthemen **Nachhaltigkeit** und **Digitalisierung** und setzen Sie diese in Zusammenhang mit der **professionellen Langzeitpflege.** Sie werden feststellen, dass diese Themen inzwischen zusammengehören.

Eine Studie des Umweltbundesamtes aus dem Jahr 2021 besagt, dass der allgemeine Gesundheitssektor mit 7,4 Millionen Beschäftigten einer der bedeutendsten Wirtschaftssektoren in Deutschland ist.

Daran können Sie sehen, welche erhebliche Auswirkungen Krankenhäuser, Rehaeinrichtungen, aber auch ambulante Pflegedienste sowie teilstationäre und stationäre Einrichtungen der professionellen Langzeitpflege auf den ökologischen Fußabdruck haben.

Ist Ihnen der ökologische Fußabdruck bewusst? Vielleicht denken Sie nicht sofort an den ökologischen Fußabdruck. Aber die Auswirkungen der Pandemie, des demografischen Wandels sowie der Finanz- und Klimakrise spüren wir ganz klar, und sie wirken im Bewusstsein jedes Menschen. Es gibt einen wachsenden Bedarf an adäquater Versorgung pflegebedürftiger Menschen, während gleichzeitig das Pflegepersonal immer knapper ist. Die wirtschaftlichen und klimatischen Bedingungen verändern sich zunehmend. Wir sind alle gefordert! Dieses Buch unterstützt Sie mit theoretischem Wissen und praktischen Tipps für den Alltag!

Über dieses Buch

Eine Vielzahl von Einrichtungen leisten schon viele Maßnahmen und setzen sehr gute Dinge um, ohne sich dessen immer bewusst zu sein, dass sie damit auf das Konto der Nachhaltigkeit einzahlen.

Machen Sie sich einmal Gedanken darüber, wie oft Sie das Wort **Nachhaltigkeit** tagtäglich hören. Ist es lediglich ein Begriff mit vielen Interpretationen oder kann es tatsächlich zur Realität werden – sei es als Haltung und Normalität im beruflichen und auch privaten Alltag?

Das Thema Nachhaltigkeit ist sehr komplex, und die zahlreichen Richtlinien und gesetzlichen Grundlagen gleichen einem Dschungel an Begrifflichkeiten.

In diesem Buch stellen wir Ihnen das komplexe Thema einfach und sehr praktisch vor. Neben den theoretischen Grundlagen, wie die Entstehung der unterschiedlichen Entwicklungsströme der Nachhaltigkeit, erfahren Sie die aktuell geltenden gesetzlichen Grundlagen. So können Sie bereits vorhandene Maßnahmen in den Kontext der Nachhaltigkeit setzen und das komplexe Thema konzeptuell in Ihrer Einrichtung verankern.

Anhand zahlreicher Maßnahmen und praktischer Beispiele erfahren Sie, wie und wo Sie ansetzen können, Ihren ökologischen Fußabdruck zu reduzieren.

Sie werden sehen, dass viele nützliche Tipps auch in Ihrem Zuhause angewendet werden können!

Veränderungen sowie innovative Konzepte haben stets Auswirkungen auf die Kommunikation, unabhängig davon, ob Sie als Mitarbeiter oder Führungskraft tätig sind. Die Aspekte **Kommunikation**, **Change-Management** und **Veränderungsprozesse** sind daher von erheblicher Bedeutung. Darüber hinaus haben Sie die Möglichkeit, Ihre Einrichtung als einen attraktiven und nachhaltigen Arbeitgeber zu positionieren. Als Mitarbeiter ist es Ihnen möglich, sich verantwortungsvoll zu präsentieren; schließlich arbeiten Sie bestimmt gerne in einer Einrichtung mit einem positiven Image.

Führt nachhaltiges Handeln zu Kosten? Ja, das ist zunächst der Fall. Dennoch gilt Nachhaltigkeit als ein unverzichtbares und zukunftssicheres Konzept im Wettbewerbsumfeld. Die Politik hat dies ebenfalls erkannt und bietet daher verschiedene Förderprogramme an.

Dieses Buch hilft Ihnen, Nachhaltigkeit in Ihrer **Pflegeeinrichtung** zu etablieren und es zu einer Selbstverständlichkeit werden zu lassen. Die Weisheit so mancher Großmutter lautet: »Man sollte nur über jene Mittel verfügen, die einem zur Verfügung stehen.« Dieser Grundsatz bezieht sich nicht ausschließlich auf finanzielle Aspekte, sondern auf sämtliche Ressourcen. Da diese begrenzt sind, ist ein sorgsamer und nachhaltiger Umgang unerlässlich.

Im Sinne von Herrmann Hesse, dass in jedem Anfang ein Zauber wohnt! Nutzen Sie dieses Buch, um eine bessere Welt zu schaffen!

Konventionen in diesem Buch

Sie müssen das Buch nicht zwingend von vorne bis hinten lesen. Wir empfehlen es aber, denn die theoretischen Grundlagen helfen Ihnen, das komplexe Thema Nachhaltigkeit zu verstehen. Dabei hilft es Ihnen, die gesetzlichen Grundlagen im

Blick zu behalten. Wir unterstützen Sie dabei, bereits vorhandene Maßnahmen in den Kontext Nachhaltigkeit zu setzen, oder stellen Ihnen Ideen vor, wie Sie das Thema Nachhaltigkeit in Ihrer Einrichtung etablieren können. Es steht Ihnen frei, die einzelnen Kapitel auch einzeln zu lesen.

- ✔ Wie Sie merken, sprechen wir Sie in diesem Buch direkt an. Zudem haben wir uns entschieden, für den einfacheren Lesefluss nicht zwangsläufig zu gendern, und sprechen Sie, liebe Leserinnen und Leser, direkt an. Meistens wählen wir die männliche Form mit dem Bewusstsein, dass in der Regel mehr Frauen in den Pflege- und Betreuungsberufen arbeiten.
- ✔ Wenn wir Sie als Pflege- und/oder Betreuungskraft ansprechen, dann meinen wir alle Personen, die in der Pflege und Betreuung/Beschäftigung arbeiten, und beziehen die inzwischen zahlreichen Berufsabschlüsse mit ein. Natürlich sprechen wir auch Sie, liebe QM-Begeisterte, Praxisanleiter, Einrichtungsleitung oder Pflegedienstleitung gleichermaßen an. Nicht zu vergessen alle weiteren wichtigen Berufsgruppen der anderen Bereiche, wie Verwaltung, Technischer Dienst, Hauswirtschaft, Küche, Reinigung und Wäscherei.
- ✔ Wenn wir von Pflegebedürftigen/pflegebedürftigen Personen schreiben, beziehen wir uns im Allgemeinen auf die ambulante Pflege und die professionelle Langzeitpflege und differenzieren nicht innerhalb der jeweiligen Versorgungsbereiche. Natürlich dürfen sich alle Tätigen in der Tagespflege, Wohnformen und Krankenhäuser angesprochen fühlen.
- ✔ Wenn wir von Einrichtungen der professionellen Langzeitpflege schreiben, dann meinen wir alle Einrichtungen in den jeweiligen Versorgungsbereichen, ambulant, teil- und vollstationär.
- ✔ Wichtige Begriffe finden Sie in **Fettdruck** hervorgehoben.

Was Sie nicht lesen müssen

Wir sind der Meinung, dass es sich lohnt, alles in diesem Buch zu lesen. Die Texte sind einfach geschrieben, sodass komplexe Sachverhalte nicht mehr komplex erscheinen und auch der theoretische Teil Spaß machen wird, ihn zu lesen und sich mit dem Thema Nachhaltigkeit auseinanderzusetzen. Zahlreiche Kennzeichnungen und Symbole im Buch helfen Ihnen, einen Überblick zu erhalten, und weisen auf die wichtigsten Aussagen und Kernelement hin.

Wenn es Ihnen zu theoretisch wird, machen Sie eine kurze Pause. Atmen Sie tief ein und entspannen Sie sich. Die Theorie ist wichtig für die Praxis.

Törichte Annahmen über die Leser

Sie arbeiten in der professionellen Langzeitpflege als Pflegekraft, sind in der Einrichtungsleitung, Pflegedienstleitung oder in einer weiteren Berufsgruppe tätig oder haben eine neue Stelle als Referent für Nachhaltigkeit angetreten? In jedem Fall zeigen Sie Interesse am Thema Nachhaltigkeit oder beginnen, sich intensiver damit auseinanderzusetzen.

Wie dieses Buch aufgebaut ist

Das Buch besteht aus folgenden Teilen:

Teil I: Der schnelle Überblick

Nachhaltigkeit ist ein kompliziertes Thema, das weltweit wichtig ist. Der Begriff ist zu einem großen Trend geworden, besonders in der Langzeitpflege. Er wurde zuerst von Hans Carl von Carlowitz und dem Club of Rome geprägt. Die Geschichte zeigt, dass wir dringend ökologische und soziale Maßnahmen brauchen. Mit der Agenda 21 und der Agenda 2030 wurden wichtige Ziele für nachhaltige Entwicklung festgelegt, die auch heute noch wichtig sind. Finden Sie heraus, wie diese globalen Projekte die Pflege und andere Bereiche beeinflussen und was jeder Einzelne tun kann!

Teil II: Nationale und globale Rahmenbedingungen mit Berichterstattung

Die Deutsche Nachhaltigkeitsstrategie gibt einen klaren Rahmen für nachhaltige Entwicklung in Deutschland vor. Der Deutsche Nachhaltigkeitskodex (DNK) hilft Organisationen, ihre Berichte über Nachhaltigkeit besser zu organisieren und vergleichbar zu machen. Damit sind die Berichte gemeint, die Unternehmen regelmäßig über ihre Umwelt-, Sozial- und Wirtschaftsergebnisse erstellen. Diese Berichte konzentrieren sich auf die nachhaltigen Aspekte und Themen eines Unternehmens. Sie sind eine Ergänzung zu der Finanz- oder Lageberichterstattung.

Neben den nationalen Rahmenbedingungen existiert eine Vielzahl internationaler Vereinbarungen und Initiativen. Ein zentraler Rahmen ist die Agenda 2030 der Vereinten Nationen. Diese Agenda enthält 17 Ziele für eine nachhaltige Entwicklung. Diese sind bekannt als die Sustainable Development Goals (SDGs). Die Globale Reporting Initiative (GRI) ist eine internationale Organisation, die ebenfalls Standards zur Nachhaltigkeitsberichterstattung entwickelt hat.

Beide Ansätze stellen wir Ihnen im weiteren Verlauf des Buchs vor.

Teil III: Ganzheitliche Nachhaltigkeit

Nachhaltigkeit bedeutet, dass man auf soziale, 1/2 wirtschaftliche und Umweltaspekte achtet. Im sozialen Bereich geht es darum, Gerechtigkeit und gleiche Chancen zu schaffen sowie das Leben und die Gesundheit der Menschen zu verbessern. Wirtschaftliche Nachhaltigkeit bedeutet, ein Wachstum zu erreichen, das auch in Zukunft Bestand hat und allen Generationen hilft. Ökologische Nachhaltigkeit konzentriert sich darauf, natürliche Ressourcen zu schützen, die Umwelt zu bewahren und den Klimawandel aufzuhalten. Diese drei Bereiche der Nachhaltigkeit hängen eng zusammen und erfordern einen umfassenden Ansatz für eine nachhaltige Entwicklung. In diesem Teil erhalten Sie Einblick in viele Facetten der drei Bereiche der Nachhaltigkeit, und Sie lernen einen wissenschaftlich fundierten Ernährungsplan kennen, die Planetary Health Diet. Dieser Ansatz wurde entwickelt, um sowohl die Gesundheit des Menschen als auch die des Planeten zu schützen.

Teil IV: Wie die Theorie umgesetzt wird

Im Mittelpunkt dieses Kapitels steht Change-Management und damit verbunden die Anforderungen an Führungskräfte. Sie finden Ideen, wie Mitarbeiter in den Veränderungsprozess einbezogen werden und die gemeinsame Verantwortung übernehmen. Im Rahmen der Körpersprache lernen Sie die sieben Basisemotionen nach Paul Ekman kennen. Das Kapitel schließt mit einem Blick auf Ihre Einrichtung und somit mit den letzten praktischen Tipps.

Teil V: Der Top-Ten-Teil

In diesem Teil erhalten Sie zehn Tipps für die Umsetzung von Nachhaltigkeit im Pflegealltag. Zur weiteren Recherche finden Sie wichtige Internetseiten.

Symbole, die in diesem Buch verwendet werden

Dieses Symbol bezeichnet einen Tipp. Wann immer es auftaucht, sollten Sie besonders gut aufpassen!

Achtung heißt es hier! Bei diesem Symbol finden Sie, was Sie lieber lassen sollten oder besonders berücksichtigen müssen.

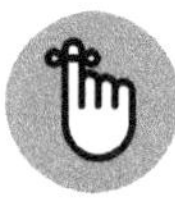

Hier stehen Dinge, die Sie sich merken sollten.

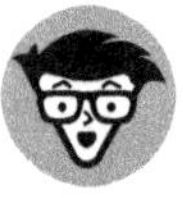

Hier geht es um Wissen, das über die Grundlagen hinausgeht.

Wie es weitergeht

Wie es weitergeht, das bestimmen Sie. Da Sie die Einleitung bereits bis hier gelesen haben, lesen Sie einfach weiter. Übernehmen Sie Verantwortung für sich, Ihre Kollegen, Mitarbeiter, Pflegebedürftige und die Einrichtung, in der Sie arbeiten. Nachhaltigkeit geht uns alle etwas an, wenn wir und unsere Nachkommen noch lange auf dieser wunderbaren Erde ein Zuhause haben wollen.

Georg Bernard Shaw postulierte, dass Fortschritt ohne Veränderung unmöglich ist und dass diejenigen, die ihre Meinung nicht ändern können, gar nichts ändern können!

Teil I
Der schnelle Überblick

GEHT'S NOCH? PLASTIKTÜTEN? UND WAS IST MIT DER UMWELT?
TOK TOK TOK
CHRISTIAN KALKERT

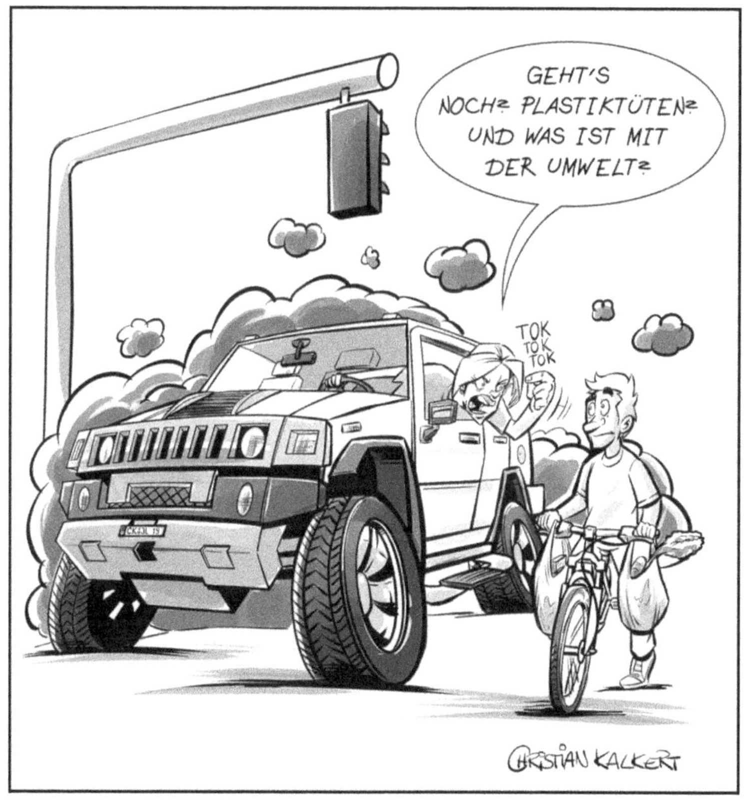

IN DIESEM TEIL ...

... erhalten Sie einen schnellen Überblick zur Nachhaltigkeit. Der Nachhaltigkeitsdiskurs entstand aus der Notwendigkeit, ökologische, soziale und ökonomische Belange in Einklang zu bringen.

Verschiedene Studien zeigen die Bedeutung und Dringlichkeit nachhaltiger Entwicklungsansätze auf. Für die professionelle Pflege bedeutet dies, nachhaltige und ganzheitliche Ansätze in der Pflegepraxis zu integrieren, um langfristig eine hochwertige und gerechte Versorgung sicherzustellen.

Freuen Sie sich auf einen verständlichen Überblick über die Ursprünge der Nachhaltigkeitsentwicklung und die definierten Ziele.

IN DIESEM KAPITEL

Entstehung des Nachhaltigkeitsdiskurses

Verschiedene Studien und deren Aussagen

Hauptkriterien der Agenda 21

Hauptkriterium Agenda 2030 mit den 17 nachhaltigen Entwicklungszielen

Zusammenhänge für die professionelle Pflege

Kapitel 1
Wie alles begann – Ursprung der Nachhaltigkeitsentwicklung

Wie bereits zu Anfang beschrieben, wird das Thema Nachhaltigkeit als einer der Megatrends unseres Zeitalters beschrieben (Zukunftsinstitut, 2019). Kaum ein Begriff hat sich in den letzten Jahren so stark entwickelt und hat vor allem für die professionelle Langzeitpflege so an Bedeutung gewonnen.

Doch was bedeutet **Nachhaltigkeit** eigentlich?

Um zu verstehen, was Nachhaltigkeit bedeutet, ist es notwendig, sich mit den Ursprüngen und den unterschiedlichen Entwicklungen auseinanderzusetzen. Denn das Thema ist komplex und gleicht einem Wirrwarr aus Definitionen, unterschiedlichen Entwicklungsströmen, Richtlinien und gesetzlichen Grundlagen. Der Blick in die historische Entwicklung verdeutlicht die unterschiedlichen Strömungen in der Entstehung der Nachhaltigkeit.

Steigen Sie ein in die Historie der Nachhaltigkeit!

Ursprung und Wege der Nachhaltigkeitsentwicklung

Der Ursprung der Nachhaltigkeitsentwicklung ist auf **Hans Carl von Carlowitz** und den **Club of Rome** zurückzuführen, die die ersten Ansätze eines nachhaltigen Denkens entwickeln.

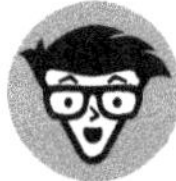

Hans Carl von Carlowitz (1645–1714) war ein deutscher Förster und ein Pionier der nachhaltigen Forstwirtschaft. Besonders bekannt ist er für sein Buch »Sylvicultura oeconomica«, das im Jahr 1713 erschienen ist. Darin erklärte er die Grundlagen der nachhaltigen Forstwirtschaft, hob die Wichtigkeit von Aufforstung hervor und betonte, wie wichtig es ist, Wälder verantwortungsvoll zu nutzen. Dies bedeutet, dass für jeden gefällten Baum idealerweise ein neuer Baum gepflanzt werden sollte. Carlowitz wird als Begründer des Begriffs »Nachhaltigkeit« angesehen, der heute in vielen Bereichen verwendet wird, nicht nur in der Forstwirtschaft. Seine Ideen hatten einen langfristigen Einfluss auf die Forstwirtschaft in Deutschland und darüber hinaus.

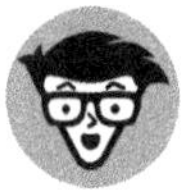

Der **Club of Rome** ist eine Gruppe von Experten, die 1968 gegründet wurde, um sich mit wichtigen globalen Problemen wie Umweltfragen, Wirtschaft und sozialen Themen zu beschäftigen. Die Mitglieder sind Wissenschaftler, Geschäftsleute und ehemalige Politiker. Eines seiner bekanntesten Werke ist der Bericht »Die Grenzen des Wachstums« aus dem Jahr 1972. Dieser Bericht nutzte Computersimulationen, um die langfristigen Folgen eines ungebremsten Wachstums von Bevölkerung und Industrie auf die Erde zu untersuchen. Der Bericht war sehr einflussreich und regte viele Diskussionen über nachhaltige Entwicklung an. Der Club of Rome fordert ein Umdenken in Bezug auf Wachstum und Entwicklung und betont dabei die Begrenztheit natürlicher Ressourcen sowie soziale Ungleichheiten.

Bis jedoch ein nachhaltiges Denken auf globaler Ebene politisch verankert wurde, dauerte es noch weitere Jahre, weitere Studien und zahlreiche Berichte.

Der Brundtland-Bericht gilt in diesem Kontext als erste politische Grundlage und definiert zum ersten Mal den Begriff einer nachhaltigen Entwicklung.

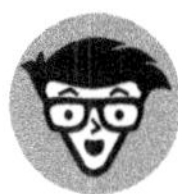

Der **Brundtland-Bericht**, der auch »Unsere gemeinsame Zukunft« (original: »Our Common Future«) heißt, wurde 1987 von einer Weltkommission veröffentlicht, die sich mit Umwelt und Entwicklung beschäftigt. Diese Kommission wird auch Brundtland-Kommission genannt und wurde von Gro Harlem Brundtland geleitet, der früheren Ministerpräsidentin von Norwegen. Der Bericht behandelt wichtige globale Probleme im Bereich Umwelt und Entwicklung.

Die beiden Gründer des Club of Rome waren davon überzeugt, dass die Welt vor großen, miteinander verknüpften Problemen stand, die nur durch eine **globale Zusammenarbeit** und ein **tiefergehendes Verständnis** der zugrunde liegenden Ursachen gelöst werden, könnte.

Mittels einer Studie, die durch Wissenschaftler des Massachusetts Institut of Technology (MIT) durchgeführt wurde, konnten die Auswirkungen von Bevölkerungswachstum, industrieller Produktion, Umweltverschmutzung und Ressourcenverbrauch auf der Erde simuliert und analysiert werden.

Die Studie zeigte deutlich, dass unbegrenztes wirtschaftliches Wachstum auf einem endlichen Planeten nicht nachhaltig ist. Es war damals bereits offensichtlich, dass **dringend Maßnahmen** erforderlich sind, um **ökologische** und **soziale** Auswirkungen des Wachstums mindern zu können. Diese Studie hatte einen weitreichenden Einfluss auf das globale Bewusstsein für die Grenzen des wirtschaftlichen Wachstums und der Notwendigkeit eines umweltbewussten Ansatzes.

Der Club of Rome ist weiterhin weltweit aktiv und beschäftigt sich auch weiterhin mit der Erforschung der globalen Herausforderungen und der Förderung nachhaltiger Entwicklungen.

In den 1980er-Jahren erkannten die Vereinten Nationen ebenfalls die Notwendigkeit, eine nachhaltige Entwicklung zu fördern, und gründeten die Weltkommission für Umwelt und Entwicklung (WCED) mit dem Ziel, globale Umwelt- und Entwicklungsprobleme anzugehen.

Den Vorsitz der Kommission übernahm die ehemalige norwegische Ministerpräsidentin Gro Harlem Brundtland. Die Kommission hatte den Auftrag, einen Bericht zu erstellen, der langfristige und umweltverträgliche Entwicklungsstrategien aufzeigt (Lexikon der Nachhaltigkeit). Der Bericht wurde 1987 von Brundtland veröffentlicht und demnach auch nach ihr benannt.

Zentrale Themen des Brundtland-Berichts (Auszug)

Der Bericht »Our Common Future« ist vor allem für seine Definition einer nachhaltigen Entwicklung und einigen zentralen Themen bekannt.

Diese Definition besagt: »dass eine Entwicklung die Bedürfnisse der gegenwärtigen Generationen erfüllt, ohne die Fähigkeit zukünftiger Generationen zu gefährden, ihre eigenen Bedürfnisse zu befriedigen« (Lexikon der Nachhaltigkeit).

- ✔ **Nachhaltige Entwicklung:** Der Bericht betont die Notwendigkeit einer ausgewogenen Betrachtung von wirtschaftlicher Entwicklung, sozialer Gerechtigkeit und Umweltschutz.
- ✔ **Intergenerationelle Gerechtigkeit:** Die Verantwortung gegenüber zukünftigen Generationen wird betont.
- ✔ **Globale Zusammenarbeit:** Der Bericht fordert eine verstärkte internationale Zusammenarbeit, um globale Umweltprobleme zu lösen.
- ✔ **Armutsbekämpfung:** Der Zusammenhang zwischen Armut und Umweltzerstörung wird angesprochen, wobei die Bekämpfung der Armut als wesentlicher Bestandteil nachhaltiger Entwicklung betrachtet wird.
- ✔ **Politische Maßnahmen:** Der Bericht bietet Empfehlungen für politische Maßnahmen auf nationaler und internationaler Ebene, um nachhaltige Entwicklung zu fördern.

Auf Grundlage dieses Berichts wurde 1992 die Konferenz der Vereinten Nationen über Umwelt und Entwicklung, der sogenannte **Erdgipfel** oder auch bekannt als die **Rio-Konferenz** einberufen. Diese Konferenz führte zur Verabschiedung der **Agenda 21**, einem umfassenden Aktionsplan für nachhaltige Entwicklung. Bis heute bleibt auch der Brundtland-Bericht ein zentrales Dokument, das die Politik und weltweite Diskussionen über nachhaltige Entwicklung prägt.

Agenda 21 und Agenda 2030

Die Agenda 21 betont die Notwendigkeit, dass sowohl Regierungen als auch nichtstaatliche Organisationen sowie die Zivilgesellschaften sich aktiv an der Umsetzung der Maßnahmen des Aktionsplans beteiligen.

Ein zentrales Motto ist dabei **global denken – lokal handeln**. Denn es wird davon ausgegangen, dass viele globale Probleme auf lokaler Ebene gelöst werden können.

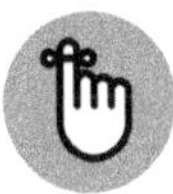

Dieses Motto setzen Sie Schritt für Schritt in Ihrer Einrichtung um!

Die zahlreichen Ziele und Maßnahmen der Agenda 21 lassen sich in **drei Hauptkriterien** unterteilen, die sich seither in der Nachhaltigkeitsentwicklung wiederfinden. Diese sind soziale Ziele, wirtschaftliche Ziele und ökologische Ziele. Ergänzt werden diese Ziele durch die Stärkung der Rolle wichtiger Gruppen und einer internationalen Zusammenarbeit sowie finanzielle Ressourcen.

Soziale Ziele

- ✔ **Armutsbekämpfung:** Verbesserung der Lebensbedingungen durch Zugang zu Bildung, Gesundheitsversorgung und wirtschaftlichen Möglichkeiten
- ✔ **Gesundheit:** Zugang zu sauberem Trinkwasser, Hygiene und Gesundheitsdiensten
- ✔ **Gleichberechtigung:** Förderung der Gleichstellung von Frauen und Männern in allen Bereichen des Lebens

Wirtschaftliche Ziele

- ✔ **Nachhaltiges Wirtschaften:** Förderung umweltfreundlicher Produktionsmethoden und verantwortungsbewussten Unternehmertums
- ✔ **Dynamische Rahmenbedingungen:** Unterstützung der Globalisierung unter Berücksichtigung nachhaltiger Prinzipien

Ökologische Ziele

- ✔ **Umweltschutz:** Schutz der Atmosphäre, der Wälder und der biologischen Vielfalt
- ✔ **Nachhaltige Nutzung von Ressourcen:** Effiziente Nutzung und Schutz der Wasserressourcen sowie nachhaltige Abfallbewirtschaftung

Stärkung der Rolle wichtiger Gruppen

- ✔ **Beteiligung der Zivilgesellschaft:** Einbeziehen von Frauen, Jugendlichen, indigenen Völkern und nichtstaatlichen Organisationen in Entscheidungsprozessen
- ✔ **Bildung und Bewusstseinsbildung**: Förderung der Umweltbildung und Bewusstsein für nachhaltige Entwicklung

Internationale Zusammenarbeit

- ✔ **Globale Partnerschaften:** Förderung der Zusammenarbeit zwischen Staaten zur Unterstützung nachhaltiger Projekte
- ✔ **Finanzielle Ressourcen:** Bereitstellung von Mitteln und Technologien zur Unterstützung nachhaltiger Projekte

Auf dieser Basis wurde auf dem New Yorker Gipfeltreffen der Vereinten Nationen die **Agenda 2030** im Jahr 2015 verabschiedet, in Kraft getreten ist sie zum 01.01.2016. Dieser globale Plan umfasst **17 nachhaltige Entwicklungsziele** auf Grundlage der sogenannten **Sustainable Development Goals** (SDGs = Ziele für nachhaltige Entwicklung), die bis zum Jahr 2030 und darüber hinaus idealerweise umgesetzt werden sollen.

Die Agenda 2030 betont, ähnlich der Agenda 21, die Bedeutung **sozialer Gerechtigkeit, Umweltschutz und wirtschaftlichem Wachstum**. Zu den weiteren Zielen gehören ebenfalls die Bekämpfung von Hunger und Ungleichheit, Zugang zu Bildung und Gesundheitsversorgung sowie Maßnahmen zum Klimaschutz.

Die Agenda 2030 stellt somit die Weiterentwicklung und Konkretisierung der Ziele und Prinzipien der Agenda 21 dar. Durch die Entwicklung der SDGs wird der Fokus auf eine messbare Umsetzung der Maßnahmen und somit Erreichung der Ziele gesetzt.

Hauptziele der Agenda 2030

Nehmen Sie sich etwas zu schreiben und überlegen Sie bei jedem Ziel, was Sie davon bereits in Ihrer Einrichtung umsetzen. Als Zweites überlegen Sie bitte, was Sie darüber hinaus noch umsetzen können.

Menschen (People)

- ✔ **Armut beenden:** Das Wohlbefinden für alle Altersgruppen fördern und ein gesundes Leben sicherstellen.
- ✔ **Gesundheit und Wohlergehen:** Sicherstellung eines gesunden Lebens und Förderung des Wohlbefindens für alle Altersgruppen.
- ✔ **Bildung:** Lebenslanges Lernen fördern und eine hochwertige, gleichberechtigte und inklusive Bildung fördern.

Planet (Planet)

- ✔ **Klimaschutz:** Durchführung dringender Maßnahmen zur Bekämpfung der Auswirkungen des Klimawandels.
- ✔ **Leben an Land und unter Wasser:** Meere und Meeresressourcen, Ozeane und terrestrische Ökosysteme müssen geschützt werden und eine nachhaltige Nutzung muss entstehen.

Wohlstand (Prosperity)

- ✔ **Wirtschaftswachstum:** Förderung eines nachhaltigen und inklusiven Wirtschaftswachstums, produktiver Vollbeschäftigung und menschenwürdige Arbeit für alle
- ✔ **Innovation und Infrastruktur:** Aufbau einer robusten Infrastruktur und Ausbau von Innovationen sowie Stärkung einer inklusiven und nachhaltigen Industrialisierung.

Frieden (Peace)

- ✔ **Friedliche und inklusive Gesellschaften:** Förderung friedlicher und inklusiver Gesellschaften für eine nachhaltige Entwicklung, Zugang zur Justiz für alle und Aufbau effektiver, rechenschaftspflichtiger und inklusiver Institutionen auf allen Ebenen

Partnerschaft (Partnership)

- ✔ **Globale Partnerschaften:** Stärkung der Mittel zur Umsetzung und Wiederbelebung der globalen Partnerschaften für eine nachhaltige Entwicklung

Die Sustainable Development Goals (SDGs)

Sie erinnern sich, die Sustainable Development Goals (SDGs) sind wie bereits erwähnt Bestandteil der Agenda 2030. Insgesamt sind 17 Ziele mit Unterzielen definiert, die ebenfalls die **sozialen, wirtschaftlichen und ökologischen Kriterien** abdecken. Die SDGs sind inzwischen durch die **Deutsche Nachhaltigkeitsstrategie** etabliert und befinden sich bereits in zahlreichen Unternehmen der Wirtschaft und Industrie in der Umsetzung.

Was ist davon in Ihrer Einrichtung angekommen?

Auf den ersten Blick erscheinen die Kriterien, insbesondere die insgesamt 169 beschriebenen Unterkriterien, recht komplex und überfordernd.

Bitte jetzt nicht das Buch weglegen, es lohnt sich, weiterzulesen!

Bei genauer Betrachtung und Analyse lassen sich die Ziele auf die Einrichtungen in der Pflege runterbrechen und Maßnahmen ableiten. Dazu lohnt es sich, um die Ecke zu denken, denn nicht immer ist der Bezug zu einem der Ziele für die Pflege einfach herzustellen. Einige Ziele sind global formuliert – doch erinnern Sie sich an den Grundsatz der Agenda 21 »global denken – lokal handeln«. Im Folgenden sind die 17 SDGs aufgelistet. Im weiteren Verlauf des Buchs greifen wir die Ziele erneut auf und beschreiben einige Ideen und Maßnahmen.

Übersicht der 17 übergeordneten Ziele der SDGs

1. **Keine Armut:** Armut in all ihren Formen und überall zu beenden und eine gerechte Verteilung wirtschaftlicher Chancen zu ermöglichen.

2. **Kein Hunger:** Den Hunger zu beenden, Ernährungssicherheit zu erreichen und nachhaltige Landwirtschaft zu fördern.

3. **Gesundheit und Wohlergehen:** Ein gesundes Leben für alle Menschen jeden Alters zu gewährleisten und ihr Wohlergehen zu fördern.

4. **Hochwertige Bildung:** Inklusive, gleichberechtigte und hochwertige Bildung zu gewährleisten und Möglichkeiten des lebenslangen Lernens für alle zu fördern.

5. **Geschlechtergleichheit:** Geschlechtergleichheit zu erreichen und alle Frauen und Mädchen zur Selbstbestimmung zu befähigen.

6. **Sauberes Wasser und Sanitäreinrichtungen:** Verfügbarkeit und nachhaltige Bewirtschaftung von Wasser und Sanitärversorgung für alle zu gewährleisten.

7. **Bezahlbare und saubere Energie:** Zugang zu bezahlbarer, zuverlässiger, nachhaltiger und moderner Energie für alle zu sichern.

8. **Menschenwürdige Arbeit und Wirtschaftswachstum:** Dauerhaftes, inklusives und nachhaltiges Wirtschaftswachstum, produktive Vollbeschäftigung und menschenwürdige und sichere Arbeit für alle zu fördern.

9. **Industrie, Innovation und Infrastruktur:** Eine widerstandsfähige Infrastruktur aufzubauen, inklusive und nachhaltige Industrialisierung zu fördern und Innovationen zu unterstützen.

10. **Weniger Ungleichheiten:** Ungleichheiten innerhalb von und zwischen Ländern zu verringern.

11. **Nachhaltige Städte und Gemeinden:** Städte und menschliche Siedlungen inklusiv, sicher, widerstandsfähig und nachhaltig zu gestalten.

12. **Nachhaltiger Konsum und Produktion:** Nachhaltige Konsum- und Produktionsmuster sicherzustellen. Dazu gehören die Reduzierung von Abfall, die Förderung nachhaltiger Praktiken und die effiziente und nachhaltige Nutzung und Beschaffung von Ressourcen.

13. **Maßnahmen zum Klimaschutz:** Maßnahmen zur Bekämpfung des Klimawandels und seiner Auswirkungen zu ergreifen. Dies umfasst die Reduzierung von Treibhausgasemissionen, die Förderung der Widerstandsfähigkeit und Anpassung an den Klimawandel.

14. **Leben unter Wasser:** Ozeane, Meere und marine Ressourcen im Sinne nachhaltiger Entwicklung zu bewahren und nachhaltig zu nutzen.

15. **Leben an Land:** Landökosysteme zu schützen, wiederherstellen und ihre nachhaltige Nutzung zu fördern.

16. **Frieden, Gerechtigkeit und starke Institutionen:** Friedliche und inklusive Gesellschaften für eine nachhaltige Entwicklung zu fördern, allen Menschen den Zugang zur Justiz zu gewährleisten und leistungsfähige, rechenschaftspflichtige und inklusive Institutionen auf allen Ebenen aufzubauen.

17. **Partnerschaften zur Erreichung der Ziele:** Umsetzungsmittel stärken und die globale Partnerschaft für nachhaltige Entwicklung mit neuen Mitteln zu beleben.

Die SDGs können als Grundlage für ein Nachhaltigkeitskonzept zur Orientierung genutzt werden. Denken Sie um die Ecke und überlegen Sie, welche Maßnahmen Sie zu den Zielen zuordnen können.

European Green Deal (EGD)

Ein weiterer integraler Bestandteil der Agenda 2030 ist der European Green Deal. 2019 wurde dieses umfassende Maßnahmenpaket von den Vereinten Nationen vorgestellt. Diese Maßnahmen sollen helfen, die 17 Ziele der SDGs umzusetzen und zu einer europäischen **Klimaneutralität bis 2050** führen.

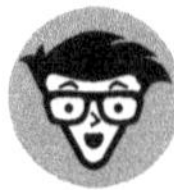

Neben der Klimaneutralität bis 2050 ist ein mittelfristiges Ziel angestrebt, die Treibhausgasemissionen bis 2030 um mindestens 55 Prozent gegenüber 1990 zu reduzieren.

Um die beiden Hauptziele zu erreichen, wurden Maßnahmenpakte auf den Weg gebracht, dazu gehören:

- **Fit For 55:** Dieses Paket beinhaltet eine Reihe an Vorschlägen zur Überarbeitung und Aktualisierung von EU-Rechtsvorschriften zur Sicherstellung, dass die Maßnahmen der EU mit den Klimazielen vereinbar sind.
- **Europäisches Klimagesetz:** Diese Gesetz ist die verbindliche Rechtsgrundlage mit dem Ziel der Klimaneutralität 2050 und legt die Zwischenziele für 2030 und 2040 fest.
- **Klimapaket:** Durch das Klimapaket sollen die Bürger, Gemeinschaften und Organisationen ermutigt werden, sich am Klimaschutz zu beteiligen.
- **Anpassungen an den Klimawandel:** Maßnahmen zur Bewältigung der bereits unumkehrbaren Folgen des Klimawandels.

Genug der theoretischen Grundlagen. Weiter geht es mit Strategien.

IN DIESEM KAPITEL

Nachhaltigkeitsstrategien und -standards

Inhalte der deutschen Nachhaltigkeitsstrategie

Deutscher Nachhaltigkeitskodex und seine Hauptkriterien

Kapitel 2

Nationale Nachhaltigkeitsstrategien (DNS) und Deutscher Nachhaltigkeitskodex (DNK)

Jetzt haben Sie ein fundiertes Wissen zu den Ursprüngen und das Ziel der Nachhaltigkeitsentwicklung. Jetzt betreten Sie die Brücke von Europa auf unsere nationale Ebene. Daher lernen Sie jetzt die **Deutsche Nachhaltigkeitsstrategie** und den **Deutschen Nachhaltigkeitskodex** kennen.

Deutsche Nachhaltigkeitsstrategie

Die Deutsche Nachhaltigkeitsstrategie bietet einen umfassenden nationalen Rahmen für eine nachhaltige Entwicklung. Der Deutscher Nachhaltigkeitskodex (DNK) hingegen ist ein spezifisches Instrument für Organisationen, um die Nachhaltigkeitsberichterstattung zu strukturieren und vergleichbar zu gestalten. Beide Instrumente ergänzen sich, indem sie auf unterschiedlichen Ebenen eine nachhaltige Entwicklung fördern.

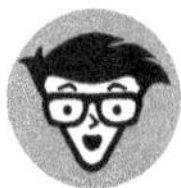

Die **Deutsche Nachhaltigkeitsstrategie** (DNS) ist eine Initiative der jeweils amtierenden Bundesregierung und setzt auf politischer Ebene Rahmenbedingungen und Ziele.

Der **Deutsche Nachhaltigkeitskodex** (DNK) ist eine Initiative des Rats für Nachhaltige Entwicklung und unterstützt mit einer konkreten Leitlinie die Umsetzung der Ziele und kann als Grundlage zur Berichterstattung genutzt werden.

Wie Sie bereits wissen, haben die Mitgliedsstaaten der Vereinten Nationen die Agenda 2030 im Jahr 2015 verabschiedet. Das Gesetz ist seit dem 01.01.2016 in Kraft. Deutschland, als Mitglied der Vereinten Nationen, hat sich verpflichtet, diese Ziele zu erreichen und entsprechende Maßnahmen auf nationaler Ebene umzusetzen und regelmäßig darüber auf den Klimagipfeln zu berichten. Auf Basis der Agenda 2030 wurde somit die **Deutsche Nachhaltigkeitsstrategie** (DNS) (weiter)entwickelt. Die DNS orientiert sich dabei unter anderem an den 17 SDGs und den Zielen des European Green Deal, die Sie im vorherigen Kapitel kennengelernt haben. Des Weiteren ist die deutsche Nachhaltigkeitspolitik durch weitere verschiedene Gesetze und Verordnungen geregelt. Unter anderem durch das Kreislaufwirtschaftsgesetz und das Erneuerbare-Energien-Gesetz (EEG). Die Ziele sind darauf ausgerichtet, eine Balance zwischen **ökologischen, ökonomischen und sozialen Aspekten** zu schaffen, um langfristige und nachhaltige Lösungen zu erreichen. Die Strategie wird von der **Bundesregierung** entwickelt und regelmäßig aktualisiert, um die Fortschritte zu messen und gegebenenfalls an neue Herausforderungen (beispielhaft: Pandemie) anzupassen. Diese Weiterentwicklung wird vom Bundeskabinett beschlossen und vom Bundestag überwacht. Der Bundestag überprüft die Maßnahmen der Bundesregierung und stellt sicher, dass die festgelegten Nachhaltigkeitsziele erreicht werden. Auf diesen gesetzlichen Grundlagen ist gewährleistet, dass die DNS umfassend und verbindlich in die nationale Politik integriert ist.

Zum Zeitpunkt des Schreibens unseres Buches haben wir die Besonderheit, dass durch den Koalitionsbruch im November 2024 die Legislaturperiode vorzeitig endet und es zu Neuwahlen kommen wird. Wie sich ein Regierungswechsel auf die DNS auswirkt, können wir zum aktuellen Zeitpunkt nicht wissen und auch nicht abschätzen. Dies ist abhängig von den politischen Prioritäten und einer neuen Agenda einer neuen Bundesregierung. Dazu bräuchten wir eine Glaskugel.

Unsere Annahme ist jedoch aufgrund der europäischen Verpflichtung, die Klimaziele zu erreichen, und die zahlreichen europäischen und nationalen Gesetze, dass auch bei einem Regierungswechsel die DNS bestehen bleibt.

Wenn Sie Zeit haben, dann schauen Sie auf die Webseite des Bundesministeriums für Umwelt, Naturschutz, nukleare Sicherheit und Verbraucherschutz. Auf dieser Webseite ist die Deutsche Nachhaltigkeitsstrategie sehr gut aufbereitet (`https://www.bmuv.de/themen/nachhaltigkeit/strategie-und-umsetzung/nachhaltigkeitsstrategie`).

Im Folgenden lesen Sie einen Auszug mit den wichtigsten Zielen der DNS:

- **Nachhaltige Entwicklung als Leitprinzip:** Nachhaltigkeit soll konsequent in allen Bereichen und bei allen Entscheidungen angewendet werden.
- **Globale Verantwortung:** Deutschland möchte seine globale Verantwortung wahrnehmen und zur Erreichung der globalen Nachhaltigkeitsziele beitragen.
- **Erhalt der natürlichen Lebensgrundlagen:** Schutz und Erhalt der natürlichen Ressourcen wie Wasser, Boden und Luft sind zentrale Anliegen.
- **Nachhaltiges Wirtschaften:** Förderung einer wirtschaftlichen leistungsfähigen und gleichzeitig ökologischen verträglichen Wirtschaft
- **Sozialer Zusammenhalt:** Verbesserung des sozialen Zusammenhalts in einer offenen und gerechten Gesellschaft.
- **Bildung, Wissenschaft und Innovation:** Nutzung von Bildung, Wissenschaft und Innovation als Treiber für nachhaltige Entwicklung

Deutscher Nachhaltigkeitskodex

Der **Deutsche Nachhaltigkeitskodex (DNK)** ist ein freiwilliger Berichtsstandard, der vom **Rat für Nachhaltige Entwicklung** entwickelt wurde. Er unterstützt Organisationen, ihre Nachhaltigkeitsleistungen strukturiert und nachvollziehbar zu berichten. Durch die Anwendung des DNK werden die gesetzlichen Anforderungen zur nicht finanziellen Berichterstattung erfüllt. Diese gesetzlichen Anforderungen ergeben sich unter anderem aus der Corporate Sustainability Reporting Directive (CSRD). Zudem wird der Vergleich zwischen verschiedenen Unternehmen und den Branchen erleichtert. Der DNK umfasst 20 Kriterien, die in vier Bereiche unterteilt sind. Zusätzlich zu diesen Kriterien gibt es umfassende Leistungsindikatoren, die auf den internationalen Standards wie der Global Reporting Initiative (GRI) basieren. Die GRI lernen Sie im nächsten Kapitel ebenfalls noch näher kennen. Dadurch ist der DNK kompatibel mit anderen internationalen Berichtsstandards.

Sollten Sie als Einrichtung unter die Berichterstattungspflicht fallen, lohnt es, sich mit dem DNK auseinanderzusetzen. Dieser konzentriert sich auf vier Hauptkriterien, Strategie, Prozessmanagement, Umwelt und Gesellschaft mit insgesamt 20 Unterkriterien. Sie können anhand dieser 20 Kriterien eine DNK-Erklärung erstellen und dies in der DNK-Datenbank veröffentlichen. Diese sind im Anschluss öffentlich zugänglich. Im Krankenhaus-Sektor sind bereits einige Kliniken wie die Charité in Berlin oder das Universitätsklinikum Hamburg Eppendorf vertreten.

Im Kapitel der Nachhaltigkeitsberichterstattung erfahren Sie mehr über die Verpflichtung der Berichterstattung und nach welchen Kriterien die Einrichtungen in der Pflege unter diese Verpflichtung fallen.

Vier Hauptkriterien mit 20 Kriterien des DNK

Lernen Sie nun die Hauptkriterien des DNK kennen. Auch dabei überlegen Sie wieder, was Sie bereits in Ihrer Einrichtung wiederfinden.

Strategie

- ✔ **Strategie:** Nachhaltigkeitsstrategie und Integration in die Unternehmensstrategie
- ✔ **Wesentlichkeit:** wesentliche Nachhaltigkeitsthemen und ihre Auswirkungen
- ✔ **Ziele:** konkrete Nachhaltigkeitsziele und Erreichung
- ✔ **Tiefe der Wertschöpfungskette:** Nachhaltigkeitsaspekte entlang der gesamten Wertschöpfungskette

Prozessmanagement

- ✔ **Verantwortung:** Zuständigkeiten und Verantwortlichkeiten für Nachhaltigkeit innerhalb der Organisation/Einrichtung
- ✔ **Regeln und Prozesse:** interne Regeln und Prozesse zur Umsetzung der Nachhaltigkeitsstrategie
- ✔ **Kontrolle:** Mechanismen und Instrumente zur Überwachung und Steuerung der Nachhaltigkeitsleistung
- ✔ **Anreizsysteme:** Anreize für ein nachhaltiges Verhalten innerhalb der Organisation/Einrichtung

- ✔ **Beteiligung von Anspruchsgruppen:** Einbindung von Stakeholdern im Nachhaltigkeitsprozess
- ✔ **Innovations- und Produktmanagement:** Nachhaltigkeitsaspekte im Innovations- und Produktmanagement

Umwelt

- ✔ **Inanspruchnahme natürlicher Ressourcen:** Nutzung und Schonung von Ressourcen
- ✔ **Ressourcenmanagement:** Maßnahmen zur effizienten Nutzung von Ressourcen
- ✔ **Klimarelevante Emissionen:** Reduktion der Treibhausgasemissionen

Gesellschaft

- ✔ **Arbeitnehmerrechte:** Wahrung und Förderung der Rechte der Arbeitnehmer
- ✔ **Chancengerechtigkeit**: Förderung von Chancengleichheit und Diversität
- ✔ **Qualifizierung:** Aus- und Weiterbildungsmaßnahmen und Qualifizierung der Mitarbeitenden
- ✔ **Menschenrechte:** Achtung und Förderung der Menschenrechte
- ✔ **Gemeinwesen:** Engagements im Gemeinwesen und der gesellschaftlichen Verantwortung
- ✔ **Politische Einflussnahme:** Transparenz der politischen Einflussnahme
- ✔ **Gesetzes- und richtlinienkonformes Verhalten:** Einhaltung von Gesetzen und Richtlinien

Die deutschen Nachhaltigkeitsstrategien und der Deutsche Nachhaltigkeitskodex (DNK) beeinflussen die Langzeitpflege stark. Hier sind einige wichtige Punkte:

- ✔ **Ressourceneffizienz und Klimaschutz:** Pflegeeinrichtungen können ihre Kosten senken und umweltfreundlicher werden, indem sie energieeffiziente Geräte nutzen, erneuerbare Energien einsetzen und ihre Heiz- sowie Kühlsysteme verbessern.

- **Arbeitsbedingungen und Mitarbeiterzufriedenheit:** Nachhaltigkeit verbessert auch die Arbeitsbedingungen für Pflegekräfte, indem ein sicheres Arbeitsumfeld geschaffen wird. Arbeitsprozesse lassen sich durch Digitalisierung optimieren. Das Verwenden von neuen Technologien wirkt sich ebenfalls auf die Arbeitgeberattraktivität aus.
- **Finanzielle Stabilität:** Eine nachhaltige Finanzierung ist wichtig, um das Vertrauen in die Sozialversicherung zu stärken, besonders in der Langzeitpflege angesichts der steigenden Zahl pflegebedürftiger Menschen.
- **Transparenz und Vergleichbarkeit:** Der DNK hilft Organisationen dabei, ihre Nachhaltigkeitsleistungen sichtbar zu machen und zu vergleichen, was zur Verbesserung ihrer Strategien beiträgt. Frei nach dem Motto »Tu Gutes und rede darüber« ist ein transparenter Nachhaltigkeitsbericht ein gutes Marketinginstrument. Nicht nur für die Gewinnung neuer Mitarbeitenden, sondern auch für Interessenten, neue Bewohnende und An- und Zugehörige. Zeigen Sie, was Sie in Ihrer Einrichtung tun.
- **Gesamtgesellschaftliche Aufgabe:** Pflege ist eine Aufgabe für die gesamte Gesellschaft; es ist wichtig, dass Bund, Länder, Kommunen sowie Pflegekassen eng zusammenarbeiten – so bleibt die Qualität der Pflege im Fokus und die Bedürfnisse der Patienten werden respektiert.

Diese Maßnahmen machen die Langzeitpflege nachhaltiger und effizienter und verbessern gleichzeitig das Leben von pflegebedürftigen Menschen und ihren Familien.

Teil II
Nationale und globale Rahmenbedingungen mit Berichterstattung

SIEHT SO AUS, ALS WÄRE DER CHEF MIT DEM AUFSTELLEN DER NEUEN NACHHALTIGKEITSSTRATEGIE FERTIG.
I II III IV V
VI VII VIII IX X
KALKERT

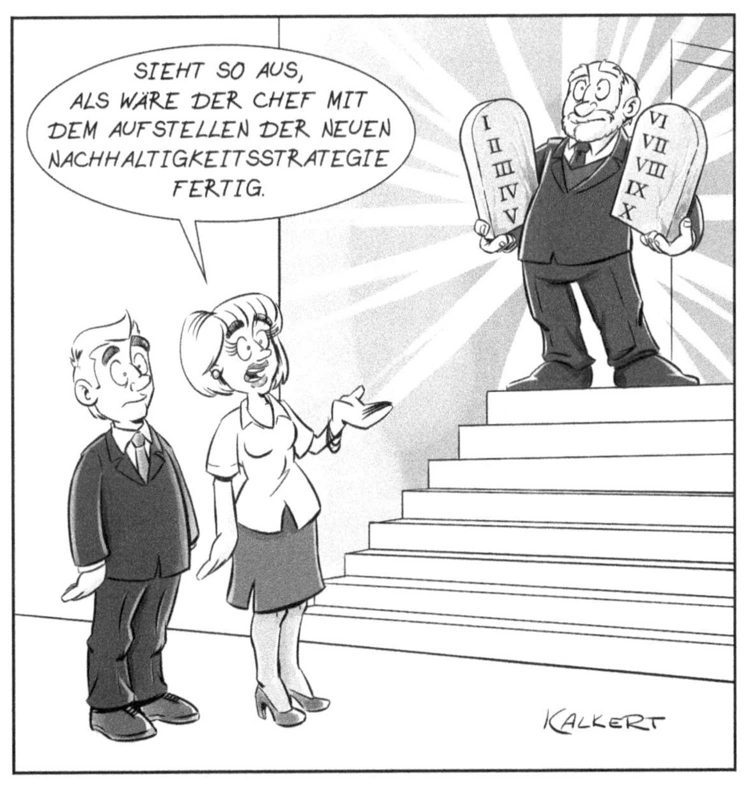

IN DIESEM TEIL …

… erhalten Sie einen Überblick über die Bereiche des Nachhaltigkeitsmanagements. Untersuchen Sie daher Ihre spezifischen Rahmenbedingungen in Ihrer Einrichtung. Auf dieser Basis können Ziele formuliert und erforderliche Maßnahmen identifiziert werden.

IN DIESEM KAPITEL

Nachhaltigkeitsbezogene Normen für das Management

International anerkannte Standardwerke

Merkmale für nachhaltige Unternehmensführung

Initiative im internationalen und europäischen Raum

Kapitel 3 Standards und Normen der Nachhaltigkeit

Lehnen Sie sich einmal kurz zurück und atmen Sie durch. Sie sind ein gutes Stück weiter. Ihnen sind jetzt die SDGs und die nationale Nachhaltigkeitsstrategie und der Deutsche Nachhaltigkeitskodex bekannt. Wahrscheinlich sind einige der Leser Fans des Qualitätsmanagements oder möchten es noch werden. In diesem Kapitel finden Sie ergänzend einige weitere Standards und nachhaltigkeitsbezogene Normen für Ihr Management.

Möchten Sie tiefer in das Thema einsteigen? Dann empfehlen wir Ihnen das Buch »Nachhaltigkeit in der Altenhilfe« aus dem Kohlhammer Verlag.

Neben den SDG und dem DNK existieren weitere bekannte Standards, die sich als Grundlage für ein **Nachhaltigkeitskonzept** eignen. Die vier folgenden Standards eignen sich nach unserer Erfahrung ebenfalls für die Einrichtungen in der Pflege.

UN Global Compact und Global Reporting Initiative

Der UN Global Compact und die Global Reporting Initiative (GRI) sind im internationalen und europäischen Raum anerkannte Standardwerke. Betrachtet man den UN Global Compact und die GRI zusammen, bieten sie eine umfassende Grundlage für ein nachhaltiges und verantwortungsvolles Management. Im Folgenden erklären wir Ihnen kurz die beiden Werke.

Der UN Global Compact ist eine freiwillige Initiative der Vereinten Nationen und umfasst zehn Prinzipien. Mit dem Beitritt zum UN Global Compact verpflichten sich die Organisationen (Einrichtungen), ihre Unternehmensstrategie nach diesen zehn Prinzipien auszurichten. Diese Initiative zielt darauf ab, eine nachhaltigere und inklusivere Weltwirtschaft zu fördern, die sowohl den Menschen als auch dem Planeten zugutekommen soll.

Die zehn Prinzipien decken die übergeordneten Bereiche Menschenrechte, Arbeitsnormen, Umweltschutz und Korruptionsbekämpfung ab.

Die Global Reporting Initiative (GRI) ist eine unabhängige Non-Profit-Organisation, die weltweit anerkannte Standards für die Nachhaltigkeitsberichterstattung entwickelt. Ähnlich wie der DNK unterstützt die GRI die Unternehmen, ihre sozialen, ökologischen und ökonomischen Maßnahmen transparent und vor allem vergleichbar darzustellen. Die GRI ist der aktuell umfangreichste Standard und modular aufgebaut. Die in der GRI vorgeschlagenen Indikatoren können als Orientierung für ein kennzahlengestütztes Nachhaltigkeitsmanagement dienen.

Module der Global Reporting Initiative:

- ✔ Das erste Modul umfasst die **GRI-Universalstandards**, diese gelten für alle Organisationen und behandeln die grundlegenden Prinzipien und allgemeine Angaben.
- ✔ Das zweite Modul umfasst die **GRI-Branchenstandards,** diese sind spezifisch auf die unterschiedlichen Branchen und deren Herausforderungen und Chancen ausgerichtet. Der GRI-Branchenstandard 403 **Arbeitssicherheit und Gesundheitsschutz** kann für die Einrichtungen in der Pflege und im Gesundheitswesen dazu herangezogen werden. Dieser Branchenstandard bezieht sich auf die Sicherheit und das Wohlbefinden der

Mitarbeitenden in den Einrichtungen. Derartige Standards helfen dabei, die Arbeitsbedingungen sicherzustellen und zu verbessern, sodass Gesundheits- und Sicherheitsrisiken angemessen gemanagt werden.

- ✔ Das dritte Modul umfasst die **GRI-Themenstandards**, diese behandeln spezifische Themen wie Emissionen, Wasserverbrauch oder Arbeitsbedingungen.

Zentrum für nachhaltige Unternehmensführung (ZNU)

Für den deutschsprachigen Raum verweisen wir auf den Standard Nachhaltiger Wirtschaften des **Zentrums für nachhaltige Unternehmensführung (ZNU)** und den Standard des **Instituts für ökologische Wirtschaftsforschung (IÖW).**

Der **ZNU**-Standard **Nachhaltiger Wirtschaften** ist ein Standard, nachdem sich die Einrichtungen zertifizieren lassen können. Der Standard wurde vom Zentrum für Nachhaltige Unternehmensführung entwickelt und umfasst auch hier wieder die Bereiche Soziales, Wirtschaft und Umwelt. Dieser Standard bietet einen umfassenden Rahmen zur systematischen und ganzheitlichen Integration von Nachhaltigkeit in Geschäftsprozessen.

Hauptmerkmale des Zentrums für nachhaltige Unternehmensführung:

- ✔ **Ziele und Philosophie:** Hilfestellung zur Umsetzung eines messbaren Beitrags zum nachhaltigen Wandel in der Wirtschaft und der Gesellschaft
- ✔ **Anforderungen:** Der ZNU-Standard umfasst 44 Anforderungen zur Orientierung, dabei werden verschiedene Aspekte der Nachhaltigkeit abgedeckt (Energieeffizienz, Ressourcenschonung und soziale Verantwortung).
- ✔ **Geltungsbereich:** Der Standard gilt für alle Unternehmen.
- ✔ **Zertifizierungsprozess**: Das Managementsystem kann nach ZNU-Standard zertifiziert werden. Der Prozess umfasst Auditplanung- und -durchführung sowie eine Auditbewertung.
- ✔ **Kommunikation:** Zertifizierte Unternehmen dürfen das Logo des ZNU-Standards verwenden.

Institut für ökologische Wirtschaftsforschung

Das Institut für ökologische Wirtschaftsforschung (IÖW) ist ein wissenschaftliches Institut, das sich auf praxisorientierte Nachhaltigkeitsforschung spezialisiert hat.

Hauptziele des Instituts für ökologische Wirtschaftsforschung sind:

- ✔ **Nachhaltiges Wirtschaften:** Entwicklung von Strategien und Handlungsansätzen für eine zukunftsfähige Wirtschaft, die die sozialen, ökologischen und ökonomischen Ziele berücksichtigen
- ✔ **Forschung und Beratung:** Wissenschaftliche Forschung und daraus resultierende Empfehlungen für Politik, Wirtschaft und Gesellschaft
- ✔ **Praxisorientierte Lösungen:** Erarbeitung von praxisnahen Lösungen
- ✔ **Bildung und Sensibilisierung:** Engagement für Bildung und Sensibilisierung der Öffentlichkeit für Nachhaltigkeitsthemen

Das **IÖW** hat gemeinsam mit der Unternehmensinitiative future e.V einen Kriterienkatalog zur Nachhaltigkeitsberichterstattung entwickelt. Dieses Set umfasst je nach Zählweise 30 **Nachhaltigkeitsaspekte**. Sie beziehen sich auf die bekannten **sozialen, ökologischen und ökonomischen** Kriterien, zusätzlich werden hier kommunikationsbezogene Aspekte ergänzt.

Ideen und Maßnahmen zu Nachhaltigkeitsaspekten

Sie haben nationale und internationale Standards und Normen kennengelernt. Nun gehen Sie wieder von der Theorie zur Praxis. In der folgenden Liste der Nachhaltigkeitsaspekte sind Ideen und Anhaltspunkte zur Umsetzung von Nachhaltigkeitszielen aufgelistet. Lassen Sie sich inspirieren und mit Sicherheit fallen Ihnen entsprechende Maßnahmen für sich und Ihr Unternehmen ein.

Ökologische Aspekte

- ✔ **Klimaschutz:** Maßnahmen zur Reduktion von Treibhausgasemissionen
- ✔ **Ressourceneffizienz:** Effiziente Nutzung von Ressourcen wie Wasser und Energie

- ✔ **Abfallmanagement:** Strategien zur Reduktion und Wiederverwertung von Abfällen
- ✔ **Biodiversität:** Schutz und Förderung der biologischen Vielfalt
- ✔ **Umweltmanagementsysteme:** Implementierung und Zertifizierung von Umweltmanagementsystemen

Soziale Aspekte

- ✔ **Arbeitsbedingungen:** Sicherstellung fairer und sicherer Arbeitsbedingungen
- ✔ **Chancengleichheit:** Förderung von Diversität und Inklusion am Arbeitsplatz
- ✔ **Mitarbeiterentwicklung:** Weiterbildung und Entwicklungsmöglichkeiten für Mitarbeiter
- ✔ **Gesundheit und Sicherheit:** Maßnahmen zur Förderung der Gesundheit und Sicherheit am Arbeitsplatz
- ✔ **Menschenrechte:** Achtung und Förderung der Menschenrechte in der gesamten Wertschöpfungskette

Ökonomische Aspekte

- ✔ **Nachhaltige Beschaffung:** Integration von Nachhaltigkeitskriterien in die Beschaffung
- ✔ **Innovationsmanagement:** Förderung von Innovationen für nachhaltige Produkte und Dienstleistungen
- ✔ **Kundenzufriedenheit:** Maßnahmen zur Steigerung der Kundenzufriedenheit und -bindung
- ✔ **Finanzielle Leistung:** Nachhaltige finanzielle Leistung und langfristige Wertschöpfung

Management- und Kommunikationsaspekte

- ✔ **Nachhaltigkeitsstrategie:** Entwicklung und Umsetzung einer umfassenden Nachhaltigkeitsstrategie mit konkreten Zielvorgaben
- ✔ **Stakeholder-Engagement:** Einbindung von Stakeholdern in Nachhaltigkeitsprozesse

- **Transparenz und Berichterstattung:** Offenlegung von Nachhaltigkeitsleistungen und -zielen
- **Compliance:** Einhaltung gesetzlicher und regulatorischer Anforderungen und Umsetzung von einrichtungsinternen Leitbildern
- **Risikomanagement:** Identifikation und Management von Nachhaltigkeitsrisiken

Weitere Aspekte

- **Gemeinwesen:** Engagement und Beiträge zum Gemeinwesen, Sponsoring, regionale Initiativen
- **Produktverantwortung:** Verantwortung für die Nachhaltigkeit von Produkten und Dienstleistungen
- **Energieeffizienz:** Maßnahmen zur Steigerung der Energieeffizienz
- **Wasserverbrauch:** Reduktion und effiziente Nutzung von Wasserressourcen
- **Kreislaufwirtschaft:** Förderung von Kreislaufwirtschaftsmodellen
- **Lieferkettenmanagement:** Nachhaltigkeitsaspekte im Lieferkettenmanagement

Wichtige Normen

An dieser Stelle verlassen wir nun die Standards und Richtlinien und schauen noch einmal für alle Fans des Qualitätsmanagements in die Welt der Normen. Den ZNU als zertifizierbaren Standard haben Sie bereits kennengelernt. Die wahrscheinlich bekannteste Norm für das allgemeine Management ist die DIN EN ISO 9001. Für den Bereich der Nachhaltigkeit können die Normen DIN EN ISO 14000, DIN EN ISO 26000 und die DIN EN ISO 50001 herangezogen werden. Alle Normen sind aufgrund der sogenannten High Level Structure (HLS) gleich aufgebaut. Dadurch lassen sich die Normen miteinander vergleichen und einfacher kombinieren.

Sind Sie bereits ein nach DIN EN ISO 9001 zertifiziertes Unternehmen, dann lohnt sich ein Blick in die anderen Normen; integrieren Sie die fehlenden Aspekte. Sind Sie kein zertifiziertes Unternehmen, schauen Sie gerne ebenfalls in die Normen und orientieren Sie sich an den Inhalten DIN EN ISO 9001:2015

Norm DIN EN ISO 9001

Die DIN EN ISO 9001 ist eine international anerkannte Norm für Qualitätsmanagementsysteme (QMS). Diese Norm liegt aktuell in der Fassung aus 2015 vor. Sie legt Anforderungen fest, wie Organisationen ihre Prozesse gestalten, um die Qualität ihrer Produkte und Dienstleistungen kontinuierlich zu verbessern. Durch einen risikobasierten Ansatz können Fehler minimiert und Effizienzen gesteigert werden. In den Abschnitten 4.2 und 4.3 der Norm wurden Umwelt- und nachhaltige Aspekte ergänzt.

Norm DIN EN ISO 14000

Die DIN EN ISO 14000 ist eine Normenreihe, die sich mit Umweltmanagementsystemen befasst und Organisationen dabei unterstützt, systematisch und strategisch ihre Umweltziele zu setzen und zu erreichen. Die Normenreihe setzt sich wie folgt zusammen:

- ISO 14001: Diese Norm legt die Anforderungen an ein Umweltmanagementsystem fest und ist die bekannteste Norm dieser Reihe.
- ISO 14004: Bietet allgemeine Leitlinien für die Implementierung, Wartung und Verbesserung eines Umweltmanagementsystems.
- ISO 14020 bis ISO 14025: Diese Normen behandeln Umweltkennzeichnungen und -deklarationen.
- ISO 14040 und ISO 14044: Diese Normen fokussieren sich auf die Lebenszyklusanalyse.

Prinzipiell ist diese Normenreihe auf alle Organisationen jeder Art und Größe anwendbar und berücksichtigt unterschiedliche geografische, kulturelle und soziale Bedingungen.

Norm DIN EN ISO 26000

Die DIN EN ISO 26000 ist eine internationale Norm, die Leitlinien zur gesellschaftlichen Verantwortung (CSR) bietet. Diese Norm bietet den Organisationen Orientierung und Empfehlungen zur systematischen und strategischen Umsetzung gesellschaftlicher Verantwortung im Sinne der Nachhaltigkeit. Es werden die Grundsätze der gesellschaftlichen Verantwortung berücksichtigt wie beispielsweise Transparenz, ethisches Verhalten, Achtung der Interessen der Stakeholder und Menschenrechte.

Norm DIN EN ISO 50001

Die **ISO 50001** ist ebenfalls eine internationale Norm, die Anforderungen an ein systematisches Energiemanagement (EnMS) festlegt. Ziel hierbei ist es, die **energiebezogenen Leistungen zu verbessern** und **Energiekosten** zu senken. Diese Norm eignet sich für jede Größe von Unternehmen. Unternehmen, die einen bestimmten Schwellenwert an verbrauchten Kw/h verbrauchen, sind nach Energiedienstleistungsgesetz (EDL-G) und Energieeffizienzgesetz (EnEfG) dazu verpflichtet, sich nach dieser Norm zertifizieren zu lassen.

IN DIESEM KAPITEL

Verpflichtung, Nachhaltigkeitsberichte zu erstellen

Wie ein Nachhaltigkeitsbericht erstellt wird

Ob und welche Berichte zu erstellen sind

Inhalte der Berichterstattung

Kapitel 4
Nachhaltigkeitsberichterstattung

Liebe Leserinnen und Leser, und wieder haben Sie ein Etappenziel erreicht. Falls Sie in Ihrer Einrichtung keine Managementaufgaben durchführen oder Ihre Einrichtung keine Verpflichtung zu Berichterstattung hat, können Sie sich entspannt zurücklehnen und dieses Kapitel überspringen. Wir empfehlen jedoch, es trotzdem zu lesen, einfach weil es Spaß macht.

Inzwischen haben wir mehrfach die Nachhaltigkeitsberichterstattung für Einrichtungen erwähnt und auch die theoretischen Grundlagen. Sie sind auf die Erstellung eines Nachhaltigkeitsberichts vorbereitet.

Jetzt wird es noch einmal sehr theoretisch, aber auch interessant, wenn es um die Hintergründe und die Erstellung des Berichts geht. Auch als Pflegeeinrichtung können Sie von der Nachhaltigkeitsberichterstattung betroffen sein, insbesondere dann, wenn Sie die Kriterien der Corporate Sustainability Reproting Directive (CSRD) erfüllen. Dies bedeutet, dass, wenn Sie als Pflegeeinrichtung als haftungsbeschränkte Personengesellschaft (GmbH) gelten, müssen Sie zu Ihrem Lagebericht einen Nachhaltigkeitsbericht erstellen. Der Lagebericht stellt das unternehmenseigene System zur Identifizierung, Bewertung und Steuerung von Nachhaltigkeitsrisiken dar.

Seit Januar 2023 ist die Richtlinie der Nachhaltigkeitsberichterstattung maßgeblich. Wenn Sie tiefer gehende Informationen möchten, lesen Sie dazu den europäischen Berichtsstandard (European Sustainability Reporting Standards (ESRS)). Sie finden ihn im Amtsblatt der Europäischen Union.

Betroffen sind Sie als Kapitalgesellschaft mit zwei der drei Merkmale: Bilanzsumme über 25 Millionen und/oder Nettoumsatzerlös über 50 Millionen und/oder mehr als 250 Mitarbeiter.

Im Nachhaltigkeitsbericht müssen die Anforderungen der CSRD und der ESRS abgebildet sein. Fangen Sie daher rechtzeitig an! Je nach Größe Ihrer Einrichtung sind Sie bereits ab 2025 berichtspflichtig.

In diesem Kapitel erfahren Sie, ob und welche Berichte zu erstellen sind und wer sie zu erstellen hat.

- ✔ Gibt es physische und finanzielle Risiken aus dem Klimawandel?
- ✔ Welche Wirkung haben die Risiken?
- ✔ Welche Maßnahmen müssen ergriffen werden?

Ein professionelles Risikomanagement gehört zu den grundlegenden Aufgaben der Leitung von Pflegeeinrichtungen.

Erstellen Sie eine Wesentlichkeitsanalyse mit den verschiedenen Perspektiven, beispielhaft der Mitarbeiter, Bewohner, Gesellschafter falls vorhanden und so weiter.

Eine Wesentlichkeitsanalyse hat das Ziel, für Ihre Einrichtung herauszufinden, welche Themen für Sie und Ihre Interessengruppen wichtig sind. Schauen Sie sich sowohl interne als auch externe Sichtweisen an, um die Themen zu finden, die großen Einfluss auf die Strategie, den Erfolg und das Ansehen Ihrer Einrichtung haben. So können Sie Ihre Prioritäten festlegen und bessere Nachhaltigkeitsstrategien entwickeln.

Diese Analyse stellt das Herzstück des Nachhaltigkeitsberichts dar und zeigt, wo Sie stehen.

Überlegen Sie, in welchen der drei Bereiche, die bis jetzt beschrieben wurden, Ihr Unternehmen gehört? Zu dem sozialen Bereich der Nachhaltigkeit gehört es, Ihre Mitarbeiterstruktur offenzulegen. Dazu gehören:

- ✔ Richtlinien gegen Diskriminierung, Belästigung und Chancengleichheit
- ✔ Möglichkeiten zur Mitbestimmung in wichtigen Entscheidungen der Einrichtung
- ✔ Möglichkeiten von Beschwerden und Schutz des Beschwerdeführers

Überlegen Sie auch zu diesen Punkten, wie viel Sie wahrscheinlich bereits umgesetzt haben.

Dazu gehören auch Arbeitsbedingungen, die in der Beschreibung von Leistungsindikatoren gefordert werden:

- ✔ Anzahl der Mitarbeiter, Fluktuationsrate, befriste Arbeitsverträge, Leiharbeit, Honorarkräfte, Springerpools
- ✔ Tarifgebundene Arbeitsverträge
- ✔ Geschlechterverteilung, bevorzugt auf Leitungsebene
- ✔ Fördernde Mitarbeiterführung mit gezielter Aus- und Weiterbildung
- ✔ Sicherung der Arbeitssicherheit
- ✔ Einhaltung der Grundsätze der Menschenrechte

Die Begriffe ESG und CSRD

In Zusammenhang mit der Nachhaltigkeitsberichterstattung werden immer wieder die Begrifflichkeiten ESG und CSRD verwendet. In der Praxis erleben wir immer wieder, dass diese beiden Begriffe synonym verwendet werden. Dies ist jedoch nicht richtig. Im Folgenden finden Sie eine Aufstellung.

ESG steht für **Environmental**, **Social** und **Governance** und besteht aus den drei bereits bekannten und zentralen Bereichen der Nachhaltigkeit. Diese Aspekte dienen als Rahmenwerk, um die Nachhaltigkeitsleistungen eines Unternehmens zu bewerten.

Environmental (Umwelt): Dieser Bereich umfasst alle Aspekte, die die Umweltauswirkungen eines Unternehmens betreffen. Dazu gehören:

- ✔ **Ressourcenmanagement:** Effiziente Nutzung von Rohstoffen und Energie
- ✔ **Umweltverschmutzung:** Maßnahmen zur Reduzierung von Schadstoffen und Abfällen
- ✔ **Klimawandel:** Strategien zur Verringerung von Treibhausgasemissionen und Anpassung an klimatische Veränderungen

Social (Soziales): Dieser Bereich bezieht sich auf die sozialen Auswirkungen und Beziehungen eines Unternehmens. Wichtige Aspekte sind:

- **Arbeitsbedingungen:** Sicherheit und Gesundheitsschutz am Arbeitsplatz
- **Gleichberechtigung und Diversität:** Förderung von Vielfalt und Inklusion
- **Gesellschaftliches Engagement:** Beiträge zur Gemeinschaft und soziale Verantwortung

Governance (Unternehmensführung): Dieser Bereich umfasst die Art und Weise, wie ein Unternehmen geführt und kontrolliert wird. Dazu gehören:

- **Unternehmensethik:** Einhaltung von ethischen Standards und Vermeidung von Korruption
- **Transparenz:** Offenlegung von Unternehmenspraktiken und Entscheidungsprozessen
- **Compliance:** Einhaltung gesetzlicher Vorschriften und interner Richtlinien

Die **CSRD** ist eine **EU-Richtlinie** und somit gesetzlich verankert und regelt Anforderungen an die Nachhaltigkeitsberichterstattung. Sie erweitert die bisherige **Non-Financial Reporting Directive (NFRD)** und soll die Transparenz und die Vergleichbarkeit von Nachhaltigkeitsberichten verbessern. Die CSRD verpflichtet Unternehmen, detaillierte Informationen über Nachhaltigkeitsmaßnahmen, Risiken und Chancen offenzulegen.

Seit Januar 2023 ist die Richtlinie der Nachhaltigkeitsberichterstattung maßgeblich.

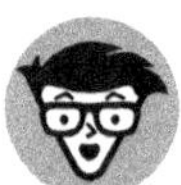

Im Nachhaltigkeitsbericht müssen die Anforderungen der CSRD und der ESRS abgebildet sein. Fangen Sie daher rechtzeitig an und überprüfen Sie, ob Sie bereits seit 2025 berichtspflichtig sind. Ein professionelles Risikomanagement gehört zu den grundlegenden Aufgaben der Leitung von Pflegeeinrichtungen.

Zusammenfassung der wichtigen Inhalte

Im Folgenden fassen wir für Sie das Wichtigste zum Thema Nachhaltigkeitsberichterstattung zusammen.

Erweiterte Berichtsfelder

Die CSRD erweitert den Anwendungsbereich der bisherigen **Non-Financial Reporting Directive (NFRD)**. Sie betrifft nun mehr Unternehmen, darunter:

- ✔ Große Unternehmen (Bilanzsumme > 20 Millionen Euro, Nettoumsatzerlöse > 40 Millionen Euro, > 250 Beschäftigte)
- ✔ Kapitalmarktorientierte kleine und mittlere Unternehmen (KMU)
- ✔ Drittstaatenunternehmen mit erheblichem Umsatz in der EU

Prüfen Sie, ob Ihre Einrichtung betroffen ist!

Doppelte Wesentlichkeit

Unternehmen müssen sowohl über die Auswirkungen ihrer Geschäftstätigkeit auf Umwelt und Gesellschaft als auch über die Auswirkungen von Nachhaltigkeitsaspekten auf das Unternehmen selbst berichten. Das wird als doppelte Wesentlichkeit bezeichnet.

Erstellen Sie eine Wesentlichkeitsanalyse mit den verschiedenen Perspektiven, beispielhaft der Mitarbeiter, Bewohner, Gesellschafter falls vorhanden und so weiter. Diese Analyse stellt das Herzstück des Nachhaltigkeitsberichts und zeigt, wo Sie stehen.

Inhalt der Berichterstattung

Die Berichterstattung muss detaillierte Informationen enthalten, darunter:

- ✔ Nachhaltigkeitsziele des Unternehmens
- ✔ Rolle von Vorstand und Aufsichtsrat in Bezug auf Nachhaltigkeit
- ✔ Wesentliche nachteilige Wirkungen der Geschäftstätigkeit auf Umwelt und Gesellschaft
- ✔ Nicht bilanzierte immaterielle Ressourcen

Die Nachhaltigkeitsberichte müssen extern geprüft werden, ähnlich wie die Finanzberichte. Dies dient der Zuverlässigkeit und Vergleichbarkeit der Berichte. Nachhaltigkeitsberichte müssen Teil des Lageberichts sein, dies erleichtert den Zugang zu diesen Informationen und unterstreicht die Bedeutung.

Die Berichte müssen in einem einheitlichen elektronischen Format (European Single Electronic Format, ESEF) veröffentlicht werden, um die Lesbarkeit und Verarbeitung zu verbessern.

Wenn Sie tiefer gehende Informationen möchten, lesen Sie dazu den europäischen Berichtsstandards (European Sustainability Reporting Standards (ESRS). Sie finden ihn im Amtsblatt der Europäischen Union oder auf der Internetseite der EFRAG (European Financial Reporting Advisory Group). Weitere Informationen bezüglich Durchführung einer Wesentlichkeitsanalyse erhalten Sie in der aktuellen Veröffentlichung *Nachhaltigkeitsmanagement in der Altenhilfe*.

Teil III
Ganzheitliche Nachhaltigkeit

GLAUBEN SIE WIRKLICH, ICH SÄSSE NOCH IN DIESEM ZELT, WENN ICH WÜSSTE, WIE SICH DAS GESUNDHEITSSYSTEM ENTWICKELT?
CHRISTIAN KALKERT

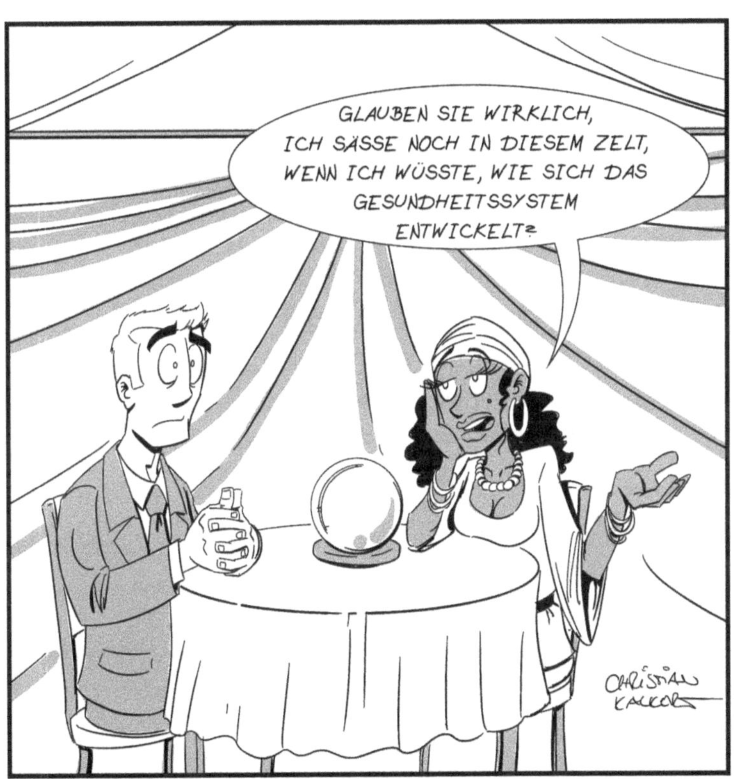

IN DIESEM TEIL …

… erhalten Sie einen Überblick über die einzelnen Bereiche der ganzheitlichen Nachhaltigkeit.

Lassen Sie uns im Folgenden der »Nachhaltigkeit eine Stimme« geben.

Untersuchen Sie daher Ihre spezifischen Rahmenbedingungen in der Organisation. Auf dieser Basis können Sie Ziele formulieren und erforderliche Maßnahmen identifizieren.

Wir stellen Ihnen die drei übergeordneten Bereiche, sozial, ökonomisch und ökologisch, vor. Sie werden merken, dass die Bereiche sich nicht immer klar abgrenzen lassen. Bitte entscheiden Sie für und in Ihrer Einrichtung. Wir geben Ihnen Ideen und Hilfestellungen, die Sie anregen sollen.

Überlegen Sie zu jedem Feld (soziale Bereiche, ökologische Bereiche und ökonomische Bereiche), was Sie bereits umsetzen und was Sie zukünftig umsetzen werden.

IN DIESEM KAPITEL

Praktische Umsetzungen, die die Lebensqualität verbessern

Soll-Ist-Abgleich

Arbeitszeitgestaltung

Hinweisgeberschutzgesetz

Kapitel 5
Soziale Bereiche der Nachhaltigkeit

Im Bereich der sozialen Nachhaltigkeit gibt es übergeordnet eine Vielzahl an Maßnahmen, die darauf abzielen, die Lebensqualität der Menschen zu verbessern und soziale Gerechtigkeit zu fördern. Übersetzt auf die Pflege bedeutet dies, die Lebensqualität der Pflegekräfte und pflegebedürftigen Personen zu verbessern als auch die Arbeitsbedingungen. Im Folgenden stellen wir Ihnen bereits praktische Umsetzungen vor, weitere Vorschläge erhalten Sie im Kapitel »Gang durch die Einrichtung«.

Überlegen Sie nochmals kurz, welche Maßnahmen führen Sie schon durch beziehungsweise welche Maßnahmen fallen Ihnen dazu ein?

Arbeitssicherheit und Faire Löhne: Seit 1. September 2022 sind Sie in den Einrichtungen dazu verpflichtet, Ihre Mitarbeiter in der Pflege und Betreuung nach Tarif zu zahlen. Diese Grundlage ist im Gesundheitsversorgungsweiterentwicklungsgesetz (GVWG) verankert.

Geben Sie Ihren Mitarbeiter gerade in herausfordernden Zeiten eine Positionssicherheit und bieten Sie unbefristete Arbeitsverträge an. Das schafft Vertrauen in Sie als Arbeitgeber.

Neue Arbeitszeitmodelle und New Work: Bleiben wir einmal bei den Arbeitszeiten in der Pflege: Was bedeutet dies für Sie? Das klassische System mit drei Schichten kennen wir als Standard und wir sind es auch gewohnt, nach diesen Schemata in der Pflege zu arbeiten. Doch was wäre, wenn wir auch in der Pflege neue Arbeitszeitmodelle und Konzepte überlegen? Zurzeit werden viele Diskussionen über die 4-Tage-Woche diskutiert. Das Modell kann unter den richtigen Bedingungen ein geeignetes Modell vor allem für die stationäre Langzeitpflege sein, wenn diese gut geplant ist und gemeinsam mit den Mitarbeitern entwickelt wurde. Wie bei allen Projekten ist es wichtig, die Mitarbeiter in den Prozess der Arbeitszeitgestaltung einzubinden.

Eine erfolgreiche Umstellung auf die 4-Tage-Woche erfordert sorgfältige Planung und Vorbereitung. Zentrale Punkte, die dabei beachtet werden müssen, sind:

- ✔ **Größe der Pflegeeinheit:** Kleine Wohngruppen mit wenigen Mitarbeitern sind nicht geeignet, um längere Dienstzeiten ohne Besetzungsprobleme zu bewältigen. Größere Teams bieten hier mehr Flexibilität.
- ✔ **Arbeitsabläufe:** Die Pflege- und Betreuungsprozesse müssen detailliert durchgeplant werden, um sicherzustellen, dass alle Leistungen weiterhin erbracht werden können. Dabei sollten auch administrative Aufgaben klar verteilt werden.

Abbildung 5.1: YouTube-Gespräch 4-Tage-Woche

- ✔ **Transparente Kommunikation:** Die Einführung sollte gemeinsam mit dem Team besprochen werden. Nur wenn alle Beteiligten die Vorteile und möglichen Herausforderungen verstehen, kann das Modell erfolgreich umgesetzt werden.
- ✔ **Probelauf:** Bevor eine endgültige Entscheidung getroffen wird, sollte ein Probelauf durchgeführt werden, um die tatsächlichen Auswirkungen der 4-Tage-Woche auf die Arbeitsbelastung und die Bewohnerzufriedenheit zu prüfen.

Weitere Ansätze könnten sich selbst organisierende Teams sein. Einen guten Überblick erhalten Sie bei dem niederländischen Konzept **Buurtzorg.** Dieses innovative Pflege- und Arbeitszeitmodell wurde bereits 2006 von Jos de Blok gegründet.

Das Ziel ist, die Pflege insgesamt effizienter und attraktiver zu gestalten, durch Bürokratieabbau und Förderung der Selbstständigkeit der Pflegebedürftigen und auch der Pflegekräfte. Die zentralen Punkte sind dabei das Arbeiten in kleinen autonomen sich selbst regulierenden Teams. Diese Teams sind für alle Aspekte des Pflegeprozesses verantwortlich. Zudem arbeiten die Teams eng mit informellen Netzwerken, wie beispielsweise An- und Zugehörigen, Nachbarn, und den formellen Netzwerken, wie Ärzten und Therapeuten, zusammen. Dadurch wird eine ganzheitliche Betreuung sichergestellt.

Abbildung 5.2: YouTube-Gespräch PeBeM

Nicht ganz im Sinne des New-Work-Gedankens, aber dennoch eine gute Gelegenheit, über Re- und Neustrukturierungen von Arbeitszeiten und Arbeitsprozessen nachzudenken, ist das neue **Pflegepersonalbemessungsinstrument (PeBeM)**. Dieses Instrument wurde ebenfalls entwickelt, um die Personalplanung in der stationären Pflege zu verbessern und den stetig steigenden Anforderungen in der Pflege gerecht zu werden. Das Instrument stellt sicher, dass Pflegeeinrichtungen ausreichend qualifiziertes Personal zur Verfügung haben, sodass eine qualitative hochwertige Pflege gewährleistet ist. Es berücksichtigt den Pflegebedarf der Bewohner und passt die Personalplanung entsprechend an.

Ein gutes Instrument zur Umsetzung von PeBeM ist die Einführung einer stationären kompetenzbasierten Ablaufplanung.

Wie Sie ganz praktisch **PeBeM** in Ihrer Einrichtung umsetzen können und was Sie berücksichtigen sollten, lesen Sie am besten im *Praxishandbuch: Die neue Personalbemessung* von Michael Wipp, Margarete Stöcker und Peter Sausen, erschienen im Vincentz Verlag.

Jenseits von New-Work oder wie Sie das auch nennen mögen überlegen Sie einfach, welches Arbeitszeitmodell für Sie, Ihre Einrichtung und Ihre Mitarbeiter passen könnten. Verlassen Sie die herkömmlichen Strukturen und wir ermuntern Sie im Zuge nachhaltiger Ansätze, auch neue Wege zu gehen. Vielleicht ist es Ihnen möglich, über eine Kinderbetreuung für Ihre Mitarbeiter nachzudenken – oder bieten diese schon an? Gegebenenfalls ergeben sich weitere Möglichkeiten wie Kooperationen mit Kindertagesstätten eines sich in der Nähe befindenden Krankenhauses oder städtische Kindergärten, die die Schichtarbeitszeiten abdecken und realisieren können. Fragen kostet nichts.

Kommen wir nun zum Thema **Aus-, Fort- und Weiterbildung.** Kontinuierliche Fort- und Weiterbildungsmöglichkeiten und die berufliche Entwicklung sind wichtig, um die Qualität der Pflege zu sichern und Ihren Pflegekräften eine **Perspektive** zu geben.

Neben den Fortbildungsangeboten vor Ort, wie beispielsweise das Bildungsinstitut für Gesundheitsberufe, Fortbildungvorort, gehören E-Learning und Online-Fortbildungsangebote mittlerweile zum Standardlernangebot in der Pflege. E-Learning kann das Lernen verbessern, indem es interaktive, multimediale und personalisierte Inhalte bietet, die an die Bedürfnisse, Interessen und Vorkenntnisse der Lernenden angepasst sind.

E-Learning kann das Feedback, die Reflexion und die Bewertung erleichtern, die für den Lernprozess wichtig sind und insbesondere in der Pflege den Theorie-Praxis-Transfer erleichtern. Diese Form des Lernens erlaubt den Pflegekräften, ihr eigenes Lerntempo zu wählen und ihre Lernzeiten an ihren Arbeits- beziehungsweise Lebensplan anzupassen. Dadurch können sie sowohl ihre beruflichen als auch ihre persönlichen Verpflichtungen erfüllen, ohne Zeitdruck oder Überforderung zu erleben. Die Vereinbarkeit von Arbeit und Selbstfürsorge kann somit einfacher bewerkstelligt werden.

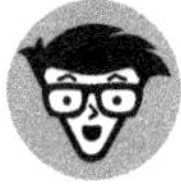

Online oder E-Learning-Lernangebote können nicht nur unter dem sozialen Aspekt der Nachhaltigkeit gesehen werden, sondern sie können auch unter ökologische und ökonomische Aspekte subsumiert werden. In den folgenden Kapiteln werden wir darauf hinweisen.

Wenn Sie über die Vereinbarkeit von Arbeit, Pflege und Beruf nachdenken, empfehlen wir Ihnen zunächst das Projekt GAP (Gute Arbeitsbedingungen in der Pflege). Ziel ist, die Arbeitsbedingungen in kleinen und mittelständigen Pflegeeinrichtungen zu verbessern.

Partizipation und Mitbestimmung sind für uns ebenfalls elementare Maßnahmen, die in den Bereich der sozialen Nachhaltigkeit fallen. Beziehen Sie Ihre Mitarbeiter mit in die Entscheidungsprozesse ein. Bilden Sie innerhalb Ihrer Teams Expertengruppen zu den unterschiedlichen Themen und lassen Sie Ihre Mitarbeiter mitgestalten. Dies führt zu mehr Akzeptanz der einzelnen Maßnahmen. Nachhaltigkeit ist Führungsaufgabe und dennoch geht die Umsetzung nur im Team. Lesen Sie dazu mehr im Kapitel über Change-Management.

Gesundheitsförderung ist ein weiterer wichtiger Aspekt. Leiten Sie gezielte Maßnahmen zur Förderung der physischen und psychischen Gesundheit Ihrer Mitarbeiter ab. Maßnahmen wie Stressmanagement-Programme, Burn-out-Prophylaxe, Abhängigkeitsprävention, Supervision/Coaching, gesunde Ernährung, Sport- und Laufgruppen, Teilnahme am Laufevents, Mitarbeiterbefragung, Rückkehrer- oder Wiedereingliederungsgespräche sowie Zielvereinbarungsgespräche sind nur einige Ideen, die auf das Konto der gesundheitsfördernden Aspekte einzahlen.

Wenden Sie sich an die Krankenkassen und lassen Sie sich bei der Einführung eines Betrieblichen Gesundheitsmanagements begleiten und fördern.

Neben Gesundheitsförderung ist Arbeitssicherheit und Gesundheitsschutz wichtig für Sie und Ihre Einrichtung. Hier müssen und sollten Sie in jedem Fall Ihrer Sorgfaltspflicht nachgehen. Nehmen Sie sich die gesetzlichen Grundlagen, wie beispielsweise das Arbeitsschutzgesetz (ArbSchG) zu Hilfe.

Erinnern Sie sich noch an die GRI (Global Reporting Initiative) und das IÖW (Institut für ökologische Wirtschaftsforschung)?

In den Frameworks wird beispielsweise auf die besondere Gefährdungslage bei Umgang mit Gefahrenstoffen hingewiesen (**IÖW/future, 2022**). Je nach Größe Ihrer Einrichtung können Sie im Rahmen eines risikobasierten Ansatzes eine Gefährdungsbeurteilung erstellen. Beziehen Sie gegebenenfalls Kollegen aus dem Arbeitsschutz und der Hygiene mit ein.

Auch wenn es Ihnen als selbstverständlich erscheint: Aber das Bereitstellen geeigneter Schutzausrüstung zahlt auf das Konto sozialer Nachhaltigkeit ein.

Aspekte der Pflege: vielfältig, kulturtransparent, generationsübergreifend

Nach aktuellen Daten des Statistischen Bundesamtes arbeiten ca. 1,7 Millionen Personen in der Pflege (Statistisches Bundesamt, 2024). Zudem haben wir zum ersten Mal die Situation, dass bis zu fünf Generationen zeitgleich dem Arbeitsmarkt zur Verfügung stehen (Winterhagen, Podcast PflegeFaktisch). Somit erscheint die Auseinandersetzung mit den Generationen und der Vielfalt an

Pflegenden unausweichlich. Neben diesen Aspekten sind die Internationalisierung und kulturelle Vielfalt ein wichtiges Thema der heutigen Zeit.

Sowohl für Ihre Mitarbeiter als auch die zu versorgenden Pflegepersonen können Konzepte und Ansätze zu einer kulturtransparenten Pflege unterstützend wirken. Dabei sollten Sie die Aspekte wie Sprache, Ernährung, religiöse Praktiken und soziale Gewohnheiten berücksichtigen.

- ✔ Planen Sie Veranstaltungen oder Feste in Ihren Einrichtungen, die beispielsweise ein Land repräsentieren.
- ✔ Lassen Sie Ihre Mitarbeiter/Bewohner/Klienten/Angehörige lokale Spezialitäten kochen.
- ✔ Organisieren Sie Vorträge.
- ✔ Sensibilisieren Sie Ihre Mitarbeiter durch Schulungen/Weiterbildungen.
- ✔ Bieten Sie gegebenenfalls in Kooperation mit Bildungseinrichtungen Sprachkurse an.

Ein weiteres spannendes Thema ist das Qualitätssiegel »Lebensort Vielfalt«. Dieses Siegel zeichnet Einrichtungen in der Pflege aus, die sich aktiv um die Berücksichtigung sexueller und geschlechtlicher Vielfalt bemühen. Dieses Siegel wurde von der Schwulenberatung Berlin e.V. im Auftrag des Bundesministeriums für Senioren, Frauen und Jugend (BMFSJ) ins Leben gerufen.

Wie denken Sie über Inklusion nach? Besteht die Möglichkeit in Ihrem Unternehmen, Menschen mit Behinderung/Handicaps einzustellen?

Aus der Praxis kennen wir Einrichtungen, in denen Menschen mit körperlichen Beeinträchtigungen Verwaltungsaufgaben/Bürotätigkeiten übernehmen. Im stationären Setting können auch Aufgaben aus der Betreuung und/oder Alltagsbegleitung übernommen werden.

Compliance und Hinweisgeberschutzgesetz

Wir sehen Compliance als einen zentralen Bestandteil einer guten Einrichtungsführung. Compliance-Richtlinien tragen dazu bei, rechtliche und ethische Standards einzuhalten und somit das Risiko gegen Verstöße zu minimieren. Seit Juli 2023 sind alle Einrichtungen in Deutschland dazu verpflichtet, die EU-Whistleblower-Richtlinie umzusetzen. So besagt das nationale Hinweisgeberschutzgesetz (HinSchG), dass Unternehmen mit mehr als 50 Mitarbeitern verpflichtet sind, eine sogenannte Meldestelle innerhalb des Unternehmens einzurichten.

Ziel ist der Schutz von Mitarbeitern, die gegebenenfalls Missstände im Rahmen ihrer beruflichen Tätigkeit entdecken und diese melden. Über einen geeigneten Meldekanal können die Verstöße anonym gemeldet werden. Das anschließende Verfahren im Umgang mit dieser Meldung ist im Gesetz entsprechend geregelt.

Die Nichtumsetzung kann erhebliche Konsequenzen wie Bußgelder oder Schadensersatzansprüche mit sich bringen.

Compliance-Richtlinien sind wesentliche Bestandteile eines Nachhaltigkeitskonzepts und werden im Rahmen der Berichterstattung nach GRI/EFRAG gefordert.

Nutzen Sie, auch wenn Sie nicht in der gesetzlichen Verantwortung sind, im Sinne der sozialen Verantwortung in Ihrer Einrichtung ein Meldesystem. Dies führt zu Transparenz innerhalb Ihres Unternehmens und schafft Vertrauen.

Noch ein Tipp. Das Meldesystem kann an eine externe Meldestelle vergeben werden. In der Regel sind dies Rechtsanwaltskanzleien, die die Meldung in erster Linie bearbeiten. Dies spart gegebenenfalls Kosten und Aufwand bei Ihnen in der Einrichtung. Weitere Informationen finden Sie im Internet bei der »Meldestelle Pflege«.

IN DIESEM KAPITEL

Lieferkettensorgfaltspflichtgesetz

Nachhaltiger Einkauf

Praktische Umsetzung

Technologien

Kapitel 6
Ökonomie der Nachhaltigkeit

Sie werden in den beiden nächsten Kapiteln, **Ökonomische** und **Ökologische Nachhaltigkeit**, feststellen, dass die Themen nicht immer klar abzugrenzen sind. Die hier genannten Aspekte sind Vorschläge und müssen nicht mit Ihren Überlegungen übereinstimmen. Sehen Sie sie bitte als Anregungen und wählen Sie für sich Ihre eigene Reihenfolge und Sortierung.

Die Themen Ökologie, Ökonomie und Soziales stehen in Wechselwirkung und bedingen sich gegenseitig. Eine klare Abgrenzung ist nicht notwendig und es gibt kein Richtig und kein Falsch. Passen Sie sowohl die Maßnahmen als auch das Konzept an Ihre Bedarfe und Besonderheiten Ihrer Einrichtung an.

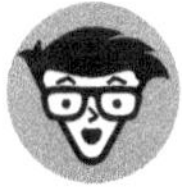

Im Kontext der Nachhaltigkeit setzen wir die **ökonomischen Aspekte** gleich den **wirtschaftlichen Aspekten**. Dies umfasst nach unserem Verständnis nach alle **wirtschaftlichen Aktivitäten**, **Dienstleistungen** und **Lieferketten**. Den Bereich **Ökologie** setzen wir mit Aspekten in Bezug auf die **Umwelt** gleich.

Felder für eine ökonomische Nachhaltigkeit

Im Folgenden werden die Felder der ökonomischen Nachhaltigkeit beschrieben:

- ✔ **Ressourceneffizienz:** Optimierung des Einsatzes von Ressourcen wie Energie, Wasser und Rohstoffen, um Kosten zu senken und die Umwelt zu schonen
- ✔ **Kreislaufwirtschaft:** Förderung von Recycling und Wiederverwendung von Materialien, um Abfall zu minimieren und den Lebenszyklus von Produkten zu verlängern (`https://de.wikipedia.org/wiki/%C3%96konomische_Nachhaltigkeit`)
- ✔ **Nachhaltige Lieferketten:** Sicherstellung, dass alle Beteiligten der Lieferkette umweltfreundlich und sozial verantwortlich handeln (`https://studyflix.de/wirtschaft/okonomische-nachhaltigkeit-6187`)
- ✔ **Innovation und Technologie:** Entwicklung neuer Technologien und Prozesse, die nachhaltiger und effizienter sind. Insbesondere die Digitalisierung oder Pflege 4.0 in der Pflege (`https://studyflix.de/wirtschaft/okonomische-nachhaltigkeit-6187`)
- ✔ **Faire Arbeitsbedingungen:** Gewährleistung fairer Löhne und sicherer Arbeitsbedingungen für alle Mitarbeiter (`https://studyflix.de/wirtschaft/okonomische-nachhaltigkeit-6187`)
- ✔ **Transparenz und Berichterstattung:** Offenlegung von Nachhaltigkeitspraktiken und -ergebnissen, um Vertrauen bei Kunden, Mitarbeitern, Angehörigen, Bewohnern oder auch Investoren zu schaffen (`https://de.wikipedia.org/wiki/%C3%96konomische_Nachhaltigkeit`)

Bevor wir Ihnen geeignete Maßnahmen vorstellen, gehen wir an dieser Stelle auf eine weitere gesetzliche Grundlage ein.

Das **Lieferkettensorgfaltspflichtengesetz** (LkSG). Dieses Gesetz trat am 01. Januar 2023 in Kraft und verpflichtet alle Unternehmen, menschenrechtliche und umweltbezogene Sorgfaltspflichten entlang ihrer Lieferketten zu beachten. Das übergeordnete Ziel besteht in der Verbesserung der internationalen Menschenrechtslage und des Umweltschutzes durch eine klare gesetzliche Regelung. Betroffen zur Umsetzung des LkSG und Einrichtung eines Lieferkettenmanagements sind alle Unternehmen mit mindestens tausend Mitarbeitern.

Falls Sie als Einrichtung aktuell nicht betroffen sind, nutzen Sie die Grundlagen dieses Gesetzes, um dies in Ihr Qualitätsmanagement zu integrieren. Es gibt eine sehr gute Orientierung, um Nachhaltigkeitsmaßnahmen abzuleiten.

Im Lieferkettensorgfaltspflichtengesetz sind folgende Sorgfaltspflichten definiert:

- ✔ Einrichten eines Risikomanagements
- ✔ Festlegung von betriebsinternen Zuständigkeiten
- ✔ Risikoanalyse
- ✔ Definieren einer Grundsatzerklärung
- ✔ Verankerung von Präventionsmaßnahmen im eigenen Geschäftsbereich/bei Zulieferern
- ✔ Ergreifen von Abhilfemaßnahmen
- ✔ Einrichten eines Beschwerdeverfahrens
- ✔ Umsetzung von Sorgfaltspflichten in Bezug auf Risiken bei mittelbaren Zulieferern
- ✔ Dokumentation und Berichterstattung

Ideen und Maßnahmen

Achten Sie bei zukünftigen Anschaffungen und Kaufentscheidungen auf ökologisch-nachhaltige Produkte. Dies betrifft beispielsweise:

- ✔ Einkauf von Büroartikeln
- ✔ Einkauf von stromsparenden Druckern und weiteren Geräten
- ✔ Einkauf von Putz- und Reinigungsmitteln mit ECO-Label
- ✔ Einkauf von Produkten mit umweltfreundlicher Verpackung oder wiederverwertbaren Verpackungen
- ✔ Einkauf und Verwendung von Recyclingpapier, Recyclingtoilettenpapier, Recyclinghandtücher

- Einkauf ökologischer Dienstkleidung
- Einkauf von regionalen Produkten und Lebensmitteln, verkürzte Lieferketten
- Einkauf von biologisch erzeugten Produkten und Lebensmitteln
- Einkauf von Dokumentations-Software
- Nachhaltige Geldanlagen von Betriebsmitteln

Praktische Umsetzung

Hier ein paar Anregungen für Sie, wie Sie die Ideen in der Praxis umsetzen können:

- Drucken auf Recyclingpapier
- Doppelseitiger Druck
- Umweltfreundlicher und CO_2-neutraler Druck von Werbemitteln
- Vermeidung von unnötigen Drucken
- Umstellung auf ein papierloses Büro und digitale Dokumentation in Ihren Einrichtungen
- Mengendosierung von Reinigungsmitteln
- Berücksichtigen Sie die Transportwege Ihrer Produkte (Lieferketten) und optimieren Sie Ihre eigenen Fahrtwege.
- Erstellen Sie Nachhaltigkeitsziele für Ihre Lieferanten, es empfiehlt sich die Erstellung einer Compliance-Richtlinien für die Beschaffung.
- Umstellung des Versorgungs- und Ernährungskonzepts
- Umstellung auf leitungsgebundene Wasserspender

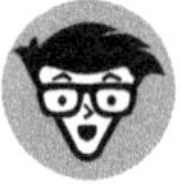

Die Erstellung einer Compliance-Richtlinie für Dritte wie Lieferanten wird auch »Third-Party-Richtlinie« (Code of Conduct) genannt.

Erfinden Sie das Rad nicht neu. Recherchieren Sie bei großen Unternehmen aus der Health-Care-Branche, der Industrie oder auch der Logistik. Viele Nachhaltigkeitsberichte, Compliance-Richtlinien und Third-Party-Richtlinien sind im Internet frei verfügbar. Schauen Sie sich einige an und passen Sie diese auf Ihr Unternehmen an.

Recherchieren Sie nach ökologisch-nachhaltigen Dienstleistern vor Ort.

Unter dem Aspekt der Ressourcenschonung lohnt sich ein Blick auf die Versorgungskonzepte für den teil- und vollstationären Bereich. Wobei diese Überlegungen auch im ambulanten Bereich Anwendung finden. Neben dem Einkauf und der Umstellung auf regionale Produkte kann auch die Umstellung und die Einführung von **Mehrweggeschirr/Pfandbechern** ein weiterer Ansatz sein. Die Aufstellung von **saisonalen Speiseplänen** und **Reduzierung des Fleischkonsums** entspricht dem **Planetary-Health-Diet**-Ansatz und den **Empfehlungen der Deutschen Gesellschaft für Ernährung** (DGE).

Für den Bereich **Innovationen und Technologien** wird die Digitalisierung als Treiber für Nachhaltigkeit gesehen und steht in unmittelbaren Zusammenhang (Held/Warnecke, 2024). Laut Bundesministerium für Bildung und Forschung (BMBF) werden die beiden Themen, Nachhaltigkeit und Digitalisierung, als Twin Transition bezeichnet (BMBF, 2023).

Twin Transition bedeutet übersetzt doppelte Transformation und bezieht sich auf den gleichzeitigen Übergang zu einer nachhaltigeren und digitaleren Wirtschaft.

Eine digitale und nachhaltigere Wirtschaft spiegelt sich auch in der Pflege wider. Das Zeitalter Pflege 4.0 steht für die Weiterentwicklung und den zunehmenden Einsatz neuer digitaler Technologien und künstlicher Intelligenz. Eine sinnvolle Vernetzung intelligenter Informations- und Kommunikationsstrukturen wie auch der Einsatz von Robotik, Sensorik und Hilfs- und Monitoringsysteme stehen dabei im Fokus.

Einen großen Mehrwert finden Sie in der Effizienzsteigerung und der Reduktion des allgemeinen Verwaltungsaufwands sowie der Optimierung des Pflegeprozesses.

Planetary Health Diet

Die **Planetary Health Diet** wurde von der EAT-Lancet-Kommission erstellt und unterstützt eine Ernährung, die gut für Menschen und die Umwelt ist. Sie empfiehlt viel Obst, Gemüse, Vollkornprodukte und Hülsenfrüchte und weniger Fleisch und Zucker. Die Deutsche Gesellschaft für Ernährung hat Standards für die Langzeitpflege festgelegt, die diese gesunden Essgewohnheiten berücksichtigen. Dabei wird auch Wert auf saisonale, regionale Produkte gelegt und darauf geachtet, dass Lebensmittel nicht verschwendet werden.

Die Planetary Health Diet ist ein wissenschaftlich fundierter Ernährungsplan, der sowohl die Gesundheit des Menschen als auch die des Planeten schützen soll. Entwickelt wurde der Plan von der EAT-Lancet-Kommission, die aus einem internationalen Team von Wissenschaftlern besteht.

Die Hauptziele dieser Diät sind:

- ✔ **Gesundheitliche Vorteile:** Förderung einer ausgewogenen Ernährung, die reich an Obst, Gemüse, Vollkornprodukten, Hülsenfrüchten und Nüssen ist. Der Konsum von Fleisch und Zucker soll hingegen reduziert werden.
- ✔ **Umweltschutz:** Reduzierung der Umweltbelastung durch eine pflanzenbetonte Ernährung, die weniger Ressourcen wie Wasser und Land benötigt und geringere Treibhausgasemissionen verursacht.

Die Planetary Health Diet empfiehlt eine tägliche Kalorienaufnahme von rund 2.500 Kilokalorien und legt dabei fest, welche Mengen aus verschiedenen Lebensmittelgruppen konsumiert werden sollten, um sowohl die Gesundheit der Menschen als auch die Grenzen unseres Planeten zu achten.

Die **Deutsche Gesellschaft für Ernährung** hat einen Qualitätsstandard für die Versorgung in Einrichtungen der professionellen Langzeitpflege entwickelt. Dabei sind Aspekte der Nachhaltigkeit mitberücksichtigt:

- ✔ **Pflanzenbetonte Ernährung:** Erhöhung des Anteils an Gemüse, Obst, Vollkornprodukten und Hülsenfrüchten in den Mahlzeiten.
- ✔ **Reduktion von Fleisch:** Begrenzung des Fleischkonsums, insbesondere von rotem Fleisch, zugunsten von pflanzlichen Proteinquellen und Fisch.
- ✔ **Saisonale und regionale Produkte:** Verwendung von saisonalen und regionalen Lebensmitteln, um Transportwege zu verkürzen und die Umweltbelastung zu reduzieren.

- **Vermeidung von Lebensmittelverschwendung:** Maßnahmen zur Reduzierung von Lebensmittelabfällen durch sorgfältige Planung und Zubereitung der Mahlzeiten.
- **Nachhaltige Beschaffung:** Bevorzugung von Lebensmitteln aus nachhaltiger Landwirtschaft und fairem Handel.

Maßnahmen und Auswirkungen digitaler Technologien

Die folgenden Tipps zeigen Ihnen, welche Vorteile Sie erzielen, wenn Sie vermehrt auf Digitalisierung setzen.

- Papierloses Büro, Reduktion von Papierausdrucken
- Umstellung auf E-Mail-Versand bei Angebot, Pflegevertrag, im Rechnungswesen, in der Angehörigen-Kommunikation, der Kommunikation im Medizinwesen (KIM) und mit weiteren Fachdiensten der Telematik-Infrastruktur
- Einführung von und Umstellung auf digitale Apps/Angehörigen-Apps/Angehörigen-Cockpits zur Bereitstellung von Informationen und einer transparenten Kommunikation
- Schnellerer und vereinfachter Austausch von Daten (Abrechnungswesen/Erhebung der Ergebnisindikatoren)
- Patientensicherheit durch zeitnahe, einfache Pflegedokumentation; Informationen stehen zentral zur Verfügung, zuverlässige Auswertung von Qualitätsindikatoren, automatische Warnhinweise innerhalb der Pflegedokumentationssoftware
- Onlinelernangebote
- KI-basierte Ressourcenplanung im ambulanten und stationären Bereich
- KI-basierte Dienstplanung

IN DIESEM KAPITEL

CO_2-Fußabdruck

Schonender Umgang mit Ressourcen

Abfallmanagement

Unterteilung der Emissionen in drei Scopes

Kapitel 7
Ökologie der Nachhaltigkeit

Inzwischen sind wir im Feld der ökologischen Nachhaltigkeit angekommen. Dieses Feld ist facettenreich und Sie können eine Vielzahl an Maßnahmen ableiten. Mit Sicherheit haben wir nicht an alles gedacht, doch hoffen wir, dass wir Ihnen einen guten Überblick skizziert haben.

Für den Bereich der ökologischen Aspekte konzentrieren wir uns auf folgende übergeordnete Themen:

- ✔ **Energieeffizienz und schonende Ressourcennutzung:** Verringerung des allgemeinen Energieverbrauchs und Förderung von erneuerbaren Energiequellen. Und schonende Ressourcennutzung bei Wasser, Strom oder Ähnlichem
- ✔ **Kreislaufwirtschaft:** Förderung von Recycling und Wiederverwendung, um Abfall zu minimieren und Ressourcen effizient zu nutzen
- ✔ **Reduktion von Emissionen (Logistik und Verkehr):** Reduzierung des CO_2-Fußabdrucks

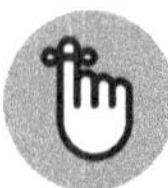

Sie kennen bereits die Kreislaufwirtschaft aus dem Feld der Ökonomischen Nachhaltigkeit. Auch hier wird wieder deutlich, wie sehr sich die Felder der Nachhaltigkeit überschneiden.

Für den Bereich der **Energieeffizienz** und einem **schonenden Umgang** mit **Ressourcen** finden Sie hier folgenden Ideen:

- ✔ Nutzen Sie, wenn möglich erneuerbare Energien sowohl für den Strom- als auch den Wärmeverbrauch.

- ✔ Umstellung auf Ökostrom
- ✔ Umstellung und Einbau einer Photovoltaik-Anlage
- ✔ Solarthermie
- ✔ Umstellung der Heizmöglichkeiten, wie Pelletheizung, Heizen mit Biogas, Umstellung und Einbau einer Wärmepumpenanlage
- ✔ Bei Neubauten: Bau im Passiv-Haus-Standard
- ✔ Neue Dämmung des Gebäudes (Außenwand), Fassadenbegrünung, Dachbegrünung
- ✔ Energetische Sanierung von Fenstern und Rollläden
- ✔ Wärmekonzepte, die es ermöglichen, die Heiztemperatur zu reduzieren
- ✔ Umstellung der Leuchtmittel auf LED-Beleuchtung
- ✔ Intelligente Steuerungsmechanismen für Strom und Lichtquellen, Smart-Home-Ansatz, Bewegungsmelder
- ✔ Erstellung von Energieausweisen
- ✔ Einführung eines Energiemanagementsystems (DIN EN ISO 50001)
- ✔ Einführung von New-Work-Konzepten und arbeitsplatzspezifischen Regelungen zum Energieeinsparen
- ✔ Prüfen Sie einen Austausch von alten Geräten auf neue Geräte mit besserer Energiebilanz (Waschmaschinen, Trockner etc.).
- ✔ Prüfen Sie einen Austausch alter Armaturen gegen neue mit eingebautem Wasserstopp.
- ✔ Prüfen Sie den Austausch und Einbau von wassersparenden Toiletten.
- ✔ Verwendung und Auffangen des Regenwassers, eigene Wasserquellen
- ✔ Reparaturen anstatt Neukauf, wenn möglich
- ✔ Nachhaltige Dienstkleidung
- ✔ Verwendung von Recyclingpapier (Toilettenpapier etc.)
- ✔ Sensibilisierung der Mitarbeitenden hinsichtlich eines ressourcenschonenden Umgangs

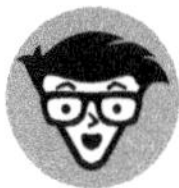

Nutzen Sie die Fördermöglichkeit eines Energieberaters und lassen Sie sich beraten. Energieberater analysieren die Energiequellen in Ihrem Unternehmen und erstellen einen konkreten Maßnahmenplan. Nutzen Sie ebenfalls die Energieberatung, um Ihren Energieverbrauch ermitteln zu lassen. Siehe auch Energiedienstleistungsgesetz (EDL-G) und Energieeffizienzgesetz (EnEfG).

Passend zum Thema sind Hitzeschutz und Hitzeschutzkonzepte in Ihren Einrichtungen wichtige Bausteine für Nachhaltigkeit.

Das Projekt HIGELA (Hitzeresiliente und Gesundheitsfördernde Lebens- und Arbeitsbedingungen in der stationären Pflege) beschäftigt sich explizit mit den Herausforderungen der stetig zunehmenden Hitzeperioden und deren Auswirkungen für die Pflege. Das Projekt wird von der Deutschen Allianz Klimawandel und Gesundheit e.V. (KLUG) und dem Arbeiterwohlfahrt Bundesverband e.V. (AWO) geleitet und vom BKK Dachverband e.V. gefördert.

Die Zielgruppe sind zwar Einrichtungen für die stationäre Pflege (Freie Wohlfahrtspflege), aber alle anderen Einrichtungen profitieren dennoch.

Auf der Internetseite zum Projekt HIGELA unter MATERIALSAMMLUNGEN können Sie kostenfrei zahlreiches Schulungsmaterial für Mitarbeiter und Angehörige, Flyer, Informationsbroschüren, Leitfäden zur Erhebung des Ist-Zustands von Hitzeschutzmaßnahmen herunterladen. Ebenso stehen Ihnen Hitzeschutzpläne des Aktionsbündnis Hitzeschutz Berlin oder der Ludwig-Maximilian-Universität (LMU) München zur Verfügung.

Neben zahlreichen Maßnahmen für Mitarbeiter und Bewohner oder Angehörige gibt es auch einige baulich-technische Maßnahmen. Diese zahlen auch auf das Konto der ökologischen Nachhaltigkeit ein. Diese Maßnahmen sind (übernommen aus Maßnahmensammlung – Hitzeresilienz, HIGELA):

- ✔ Künstliche Wärmequellen abschalten
- ✔ Direkte Sonneneinstrahlung durch Rollläden, Vorhänge oder Jalousien verhindern
- ✔ Anschaffung von Hitzeschutzfolien für Fenster (Vor- und Nachteile bei der Anbringung innen und außen beachten)
- ✔ Richtiges Lüften beachten (möglichst lüften, wenn es draußen kühler ist, also morgens und spätabends/nachts, tagsüber Gardinen und Fenster geschlossen halten)

- Innenraumbegrünung
- Installation von Ventilatoren
- Installation einer Anlage zur nächtlichen Querlüftung
- Außenbereiche beschatten, durch Bäume, Sonnenschirme, Sonnensegel etc. und Errichtung von schattigen Sitzgelegenheiten
- Gebäudebegrünung für Dächer und/oder Fassade
- Flächen entsiegeln
- Wärmeschutzfenster einbauen
- Beschattung von Balkonen, Terrassen durch Kletterpflanzen
- Erhöhung von Baumbeständen und fortlaufende Pflege bereits vorhandener Bäume
- Neuanlage von Zisternen zur Regenwassernutzung

Abbildung 7.1: Higela - Hitzeschutz für die stationäre Pflege

Falls Sie nicht nur lesen wollen, können Sie auch gerne die Folge #193 im Podcast PflegeFaktisch hören. Hier erklärt Elisabeth Olfermann das Projekt und weist auf wichtige Tipps in der Praxis hin.

Kreislaufwirtschaft

Schauen wir uns noch einmal das Feld der Kreislaufwirtschaft unter dem Umweltaspekt an. Was bedeutet das konkret für die Einrichtungen in der Pflege?

Spannend finden wir, hier das Augenmerk auf Abfallmanagement und Versorgungskonzepte in den Einrichtungen zu legen.

Auch hier existieren inzwischen zahlreiche Ansätze und Konzepte. Einige Maßnahmen stellen wir Ihnen jetzt vor. Sie werden wieder merken, dass die Bereiche *sozial, ökologisch* und *ökonomisch* nicht abgrenzbar sind.

In Bezug auf Reduzierung des Abfalls lassen sich folgende Ideen ableiten:

✔ Reduktion von Verpackungen, Umstellung auf Mehrwegsystemen auch bei Lieferanten

✔ Einkauf von großen Gebinden, Zusammenschluss mit weiteren Einrichtungen, Kliniken, ambulante Pflegedienste, Kindergärten, Rettungsdienst

✔ Müllkonzept und differenzierte Mülltrennung (für Mitarbeiter, Bewohner und Angehörige)

✔ Erfassung und Dokumentation der Abfallmengen und -arten, um gezielt herauszufinden, wo Abfall weiter reduziert werden kann

✔ Kontrolle der Rückgaben und Rückläufe von Speiseresten

✔ Glasschälchen für kleine Portionen

✔ Einführung und Optimierung eines Speisebestellsystems zur Minimierung von Lebensmittelabfällen

✔ Biomüll auf einem Komposthaufen entsorgen oder auch zur Düngung der eigenen Pflanzen, des eigenen Gartens nutzen

✔ Getränke aus Mehrwegflaschen oder Wasserspender

✔ Einsatz von nachhaltigen und biologisch abbaubaren Pflegeprodukten

Auf der Internetseite des Abfallmanager-Medizin erhalten Sie wertvolle Informationen rund um Einsparmöglichkeiten, Abfallmanagement und fach- und sachgerechte Entsorgung von Abfall aus Pflegeheimen:

`https://www.abfallmanager-medizin.de`

Ein weiterer Hebel und Einsparpotenzial sind die Versorgungskonzepte. Hier haben wir bereits einige Maßnahmen wie Wasserspender, Umstellung auf regionale Produkte und regionale Lieferketten erwähnt. Konkret lohnt sich der Blick auf den Speisen- und Verpflegungsplan.

Wie sieht Ihr Speisenplan aus? Ist dieser umfangreich und fleischlastig?

Eine Umstellung auf vegetarische und saisonale Kost wirkt sich positiv auf die Abfallreduzierung und die CO_2-Emissionen aus. Die Planetary Health Diet haben Sie bereits kennengelernt.

Analysieren Sie Ihre Einrichtung und schauen Sie, welcher Ansatz für Sie passt. Selbst kleine Veränderungen haben große Wirkung. Falls Sie sich noch die ein oder andere Idee anschauen wollen, dann gehen Sie auf die Internetseite `https://klimafreundlich-pflegen.de`. Unter dem Reiter PRAXISBEISPIELE finden Sie weitere praxisnahe und realistische Beispiele.

Ökologischer Fußabdruck

Der nächste Punkt auf unserer Liste ist die Reduktion von Emissionen, Logistik und Verkehr. Unter diesen Schlagworten kann die Analyse und Messung des CO_2-Fußabdrucks verpackt werden. Denn die meisten Maßnahmen aus diesem Bereich wirken sich auch direkt auf den ökologischen Fußabdruck in Ihrer Einrichtung aus.

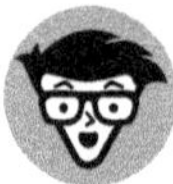

Der ökologische Fußabdruck zeigt, wie viel Land auf der Erde nötig ist, um die Lebensweise eines Menschen oder einer Gemeinschaft zu unterstützen. Er berücksichtigt den Verbrauch von Wasser, Nahrung, Energie und Fläche sowie die Entstehung von Abfall und Treibhausgasen. Der Fußabdruck wird in globalen Hektar (gha) gemessen und vergleicht den Bedarf an natürlichen Ressourcen mit dem, was die Erde bereitstellen kann. Ein hoher ökologischer Fußabdruck deutet darauf hin, dass zu viele Ressourcen genutzt werden, während ein niedriger Fußabdruck für einen nachhaltigeren Lebensstil steht. Das Ziel ist es, den Fußabdruck zu verringern, um die Umwelt zu schützen und eine nachhaltige Zukunft zu sichern.

Viele Maßnahmen, die diesen Bereich betreffen, sind bereits in den bisherigen Beispielen aufgezählt. Bevor wir auf den CO_2-Fußabdruck eingehen, stellen wir Ihnen einige praktische Möglichkeiten für diesen Bereich vor:

Für Logistik und Verkehr bietet sich Folgendes an:

- ✔ Umstellung der Fahrzeugflotte auf Hybridfahrzeuge, E-Autos oder E-Bikes
- ✔ KI-basierte Tourenplanung, Fahrradtouren, Fußgängertouren
- ✔ Ladesäulen für E-Autos

- ✔ Home-Work-/New-Work-Konzepte, Umstellung auf digitale Teambesprechungen
- ✔ Reduzierung der Dienstreisen durch digitale Meetings
- ✔ Job-Rad oder Dienstradleasing
- ✔ ÖPNV-Tickets für die Arbeitswege und zur privaten Nutzung (Deutschland-Ticket)
- ✔ Umkleide- und Duschmöglichkeiten für Fahrradfahrer (Mitarbeiter)

Mit Sicherheit kennen Sie schon die ein oder andere Maßnahmen und haben sie bereits eingeführt. Doch sind Sie sich auch bewusst, dass diese Maßnahmen bereits den ersten Bereich der Analyse Ihres CO_2-Fußabdrucks abdecken?

Doch was bedeutet das eigentlich genau und wie wird der CO_2-Fußabdruck eigentlich gemessen?

Der CO_2-Fußabdruck, auch Carbon Footprint genannt, misst die Menge an Kohlendioxid (CO_2) und anderen Treibhausgasen, die durch menschliche Aktivitäten freigesetzt werden. Diese Emissionen tragen zur Erderwärmung und zum Klimawandel bei.

Der CO_2-Fußabdruck schließt sowohl direkte Emissionen wie die Verbrennung fossiler Brennstoffe in Autos und Heizungen ein als auch indirekte Emissionen, die während der Produktion und dem Transport von Gütern und Dienstleitungen entstehen.

Wie Sie sehen, hängt beim Thema Nachhaltigkeit alles zusammen. Die Analyse und Bemessung des CO_2-Fußabdrucks ist, wie eigentlich alles, umfangreich, und die Berechnungsgrundlage ist komplex. Die Berechnung basiert auf der Umrechnung verschiedener Aktivitäten und Konsumgewohnheiten in CO_2-Äquivalente.

Es geht hierbei also nicht nur um CO_2, sondern auch um andere Treibhausgase wie Methan und Lachgas. Diese Gase werden in CO_2-Äquivalente umgerechnet, um eine einheitliche Messgröße zu schaffen.

Inzwischen existieren zahlreiche Tools zur Berechnung des CO_2-Fußabdrucks.

Ein umfassendes Tool, das verschiedene Lebensbereiche berücksichtigt und immer auf dem neuesten wissenschaftlichen Stand und neuesten wissenschaftlichen Erkenntnissen basiert, ist der CO_2-Rechner des Umweltbundesamtes `https://uba.co2-rechner.de/de_DE`. Sind Sie interessiert? Dann probieren Sie es gleich einmal aus.

Ein international anerkanntes Rahmenwerk zur Messung und Verwaltung von Treibhausgasemissionen ist das Greenhouse Gas Protocol (GHG Protocol). Dieses Rahmenwerk wurde von dem World Resources Institute (WIR) und dem World Business Council for Sustainable Development (WBCSD) entwickelt.

Das Rahmenwerk untereilt dabei die Emissionen in drei Scopes/Kategorien:

- ✔ **Scope 1:** Direkte Emissionen aus eigenen oder kontrollierten Quellen, wie zum Beispiel Emissionen aus Verbrennung von Treibstoffen von firmeneigenen Fahrzeugen und Anlagen wie Heizungen etc.
- ✔ **Scope 2:** Indirekte Emissionen aus dem Verbrauch von eingekaufter Energie wie zum Beispiel Strom und Wärme
- ✔ **Scope 3:** Weitere indirekte Emissionen, die während der Wertschöpfungskette entstehen, wie etwa Lieferketten, Dienstreisen oder die Nutzung von Produkten.

Auf Basis dieses Rahmenwerks hat die Organisation NiNo (Nachhaltigkeit in Nonprofit-Organisationen) sich auf die Analyse und Berechnung des CO_2-Fußabdrucks für Einrichtungen und Träger der Sozial- und Gesundheitswirtschaft spezialisiert. Neben der stationären Pflege können auch ambulante Pflegedienste, Rettungsdienste und Kindergärten ihren CO_2-Fußabdruck bestimmen lassen.

Das Rahmenwerk und die Scopes sind auf die entsprechenden Bedarfe der Einrichtungen im Sozial -und Gesundheitswesen angepasst und erweitert.

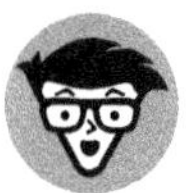

Ein umfassendes Interview mit der Gründerin und Geschäftsführerin von NiNo hören Sie in der Folge #195 im Podcast bei PflegeFaktisch.

Um Ihnen noch ein paar Ideen und weitere Maßnahmen mit auf den Weg zu geben, finden Sie hier eine weitere Auflistung von Maßnahmen, die Sie in Ihren beruflichen Alltag implementieren und werbewirksam für sich nutzen können:

- ✔ Durchführung von monatlichen/jahreszeitlichen Klimatagen mit entsprechenden Menüs.
- ✔ Durchführung von Müllsammel-Tagen oder Umwelttagen
- ✔ Organisation von Aktionstagen mit unterschiedlichen Schwerpunkten zum Thema Nachhaltigkeit.
- ✔ Teilnahmen an Fahrradtagen, Stadtläufen, Firmenläufen.
- ✔ Teilnahme an Nachhaltigkeits-Wettbewerben mit besonderen Aktionen/Nachhaltigkeitskonzepten.

- ✔ Organisieren Sie Fachtage und/oder An- und Zugehörigen-Abende zur Aufklärung über Ihr Klimakonzept, Aufklärung für Mitarbeiter, Bewohner, Klienten und Angehörige.
- ✔ Organisation von Kochevents.
- ✔ Anlegen und Betreiben eines eigenen Gemüsegartens, Pflanzen von Obstbäumen oder Kooperationen mit Landwirten.
- ✔ Einsatz von Schafen und Gänsen zum Rasenmähen oder Ähnlichem.
- ✔ Einrichten von Insekten-Hotels.
- ✔ Wildblumenwiesen.
- ✔ Teilnahme an Klimaschutzprojekten.
- ✔ Förderung von Klima- und Umweltprojekten.
- ✔ Pflanzung von wassersparenden Bäumen und Pflanzen.
- ✔ Verwenden von Kaffeesatz als Dünger.

Um den Kontext und den Bezug zu den 17 SDGs herzustellen, finden Sie in folgender Übersicht die beschriebenen Ansätze den jeweiligen SDGs zugeordnet:

Diese Übersicht soll zur Anregung für ein erstes Nachhaltigkeitskonzept dienen. Wir erheben keinen Anspruch auf Vollständigkeit:

	SDG	Maßnahme
1	Keine Armut	✔ Indirekter Bezug, kann als weitreichendes globales Ziel angesehen werden ✔ Denkbar wäre jedoch Organisation von Spendenaktionen für bedürftige Personen
2	Kein Hunger	✔ Indirekter Bezug, kann als weitreichendes globales Ziel angesehen werden ✔ Denkbar wäre jedoch Organisation von Spendenaktionen für bedürftige Personen
3	Gesundheit und Wohlergehen	✔ Impfungen ✔ Hitzeschutz ✔ Gesunde Versorgungskonzepte/Ernährung ✔ Betriebliches Gesundheitsmanagement ✔ Work-Live-Balance ✔ New-Work-Ansätze
4	Hochwertige Bildung	✔ Zugang zu Lernangeboten, »Livelong Learning« ✔ Digitale und neue Technologien für Aus-, Fort- und Weiterbildung

	SDG	Maßnahme
5	Geschlechter-Gleichheit	✔ Diversität und kultursensible Pflege ✔ Inklusion ✔ Interkulturelle Pflege
6	Sauberes Wasser und Sanitäreinrichtungen	✔ Wasserstopp in den Sanitäreinrichtungen ✔ Austausch von »alten« Armaturen ✔ Auffangen von Regenwasser zur weiteren Verwendung ✔ Nutzung von Kondenswasser des Trockners
7	Bezahlbare und saubere Energien	✔ Sanierung der Gebäude ✔ Photovoltaik/Solarthermie ✔ Umstellung auf Ökostrom ✔ Austausch der Leuchtmittel auf LED
8	Menschenwürdige Arbeit und Wirtschaftswachstum	✔ Tarifgerechte Bezahlung ✔ Schaffung von Arbeitsplätzen
9	Industrie, Innovation und Infrastruktur	✔ Digitalisierung der Arbeits- und Organisationsprozesse ✔ Umstellung auf Recyclingpapier ✔ Umstellung auf nachhaltige Produkte und nachhaltige Lieferanten
10	Weniger Ungleichheiten	✔ Siehe oben, SDG 5
11	Nachhaltige Städte und Gemeinden	✔ Kooperationen mit der Kommune, den Ländern ✔ Quartiersnahe Pflege und Konzepte ✔ Netzwerkaufbau ✔ Angehörigen-Arbeit
12	Verantwortungsvoller Konsum und Produktion	✔ Nachhaltige Lieferketten ✔ Reduzierung der Versorgungsabfälle ✔ Regionaler Einkauf
13	Maßnahmen zum Klimaschutz	✔ Ziel beinhaltet Maßnahmen aus SDG 6, 7, 9, 12, 15, 11 (siehe oben)
14	Leben unter Wasser	✔ Indirekter Bezug, kann als weitreichendes globales Ziel angesehen werden
15	Leben an Land	✔ Schutz von Bäumen ✔ Renaturierung von Teichen (falls vorhanden) ✔ Digitalisierung, Reduzierung von Papier
16	Frieden, Gerechtigkeit und starke Institutionen	✔ Indirekter Bezug, kann als weitreichendes globales Ziel angesehen werden
17	Partnerschaften zur Erreichung der Ziele	✔ Zusammenarbeit mit Kommunen ✔ Netzwerk ✔ Zusammenarbeit mit Energieberatern ✔ Unterstützung bei der Erstellung des CO_2-Fußabdrucks ✔ Indirekter Bezug, kann als weitreichendes globales Ziel angesehen werden

Tabelle 7.1: SGDs
(Quelle: Stöcker/Warnecke, 2024)

IN DIESEM KAPITEL

Verschiedene Themen der Förderprogramme

Förderfähige Maßnahmen

Fundraising-Methoden und deren Möglichkeiten

Kapitel 8 Förderung der Nachhaltigkeit

Sie haben bis jetzt viele Ideen für vor allem niederschwellige Angebote für Maßnahmen im Kontext der Nachhaltigkeit bekommen. Einige Maßnahmen sind mit Kosten verbunden. Um zusätzliche finanzielle Ressourcen und Mittel zu generieren, sollten Sie sich mit **Fördermitteln oder Fördermittelmanagement und Fundraising** beschäftigen.

Um den Einstieg in die Fördermittellandschaft zu bekommen, ist es wichtig, sich mit den aktuellen politischen Diskussionen auseinanderzusetzen. Denn Förderprogramme und Fördermittel sind die Reaktion auf gesellschaftliche Bedarfe oder Herausforderungen. Von daher kann davon ausgegangen werden, dass, wenn Themen politisch diskutiert werden, ein entsprechendes Förderprogramm aufgelegt wird. Ein gutes Beispiel verdeutlicht die Corona-Pandemie. Die Pandemie entwickelte sich schnell zu einem eindeutigen gesellschaftlichen Problem. Im Zuge dessen wurden zahlreiche Förderprogramme entwickelt, die die Folgen der Pandemie abgefedert haben.

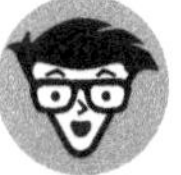

Förderprogramme sind die Reaktion auf gesellschaftliche Bedarfe und Herausforderungen.

Mit Blick auf den Koalitionsvertrag der Bundesregierung und den zahlreichen erlassenen Gesetzen der Pflegereform ist auch »die Pflege« inzwischen im Fokus der Politik.

So bietet zum Beispiel das Pflegepersonalstärkungsgesetz (PpSG) verschiedene Fördermöglichkeiten, um die Arbeitsbedingungen oder die Personalausstattung in den Einrichtungen zu verbessern. Gefördert werden Maßnahmen zur Digitalisierung und Maßnahmen zur Vereinbarkeit von Pflege, Familie und Beruf.

Das heißt konkret, dass alle Einrichtungen, die nach § 72 SGBXI eine zugelassene Einrichtung sind (alle ambulanten Pflegedienste und stationäre Einrichtungen), Digitalisierungsprojekte fördern lassen können. Die Fördersumme beträgt dabei bis zu 12.000 Euro. Dabei sind nach Förderrichtlinie des GKV-Spitzenverbandes die Anschaffung von digitalen und technischen Ausrüstungen, die Kosten der Inbetriebnahme oder der Erwerb von Lizenzen und das Einrichten der digitalen Infrastruktur förderfähig (GKV 2023).

Themen von Förderprogrammen

Förderprogramme beinhalten folgende Themen:

- ✔ Entbürokratisierung der Pflegedokumentation
- ✔ Dienst- und Tourenplanung
- ✔ Investitionen in IT- und Cybersicherheit
- ✔ Internes Qualitätsmanagement
- ✔ Erhebung der Qualitätsindikatoren
- ✔ Verbesserte Arbeits- und Organisationsabläufe in der Pflege
- ✔ Zusammenarbeit zwischen Ärzten und stationären Einrichtungen, einschließlich Videosprechstunden
- ✔ Elektronische Abrechnung der pflegerischen Leistungen nach § 105 SGB XI
- ✔ Aus-, Fort-, Weiterbildung oder Schulung zu digitalen Kompetenzen von Pflegebedürftigen und Pflegekräften in der Langzeitpflege, die im Zusammenhang mit der Anschaffung von digitaler oder technischer Ausrüstung stehen

Für die Maßnahmen zur Förderung von Vereinbarkeit von Pflege, Familie und Beruf können die Fördergelder gestaffelt abgerufen werden. Einrichtungen mit bis zu 25 Mitarbeitern in der Pflege erhalten einmal jährlich eine Fördersumme von 10.000 Euro. Größere Einrichtungen ab einer Mitarbeiteranzahl von 26 Mitarbeitern und mehr erhalten einen Zuschuss in Höhe von 7.500 Euro pro Kalenderjahr.

Förderfähige Maßnahmen

Fördermaßnahmen beschäftigen sich inhaltlich mit:

- ✔ individuelle und gemeinschaftliche Betreuungsangebote, die auf die besonderen Arbeitszeiten von Pflege- und Betreuungskräften ausgerichtet sind
- ✔ Maßnahmen zur Rückgewinnung von Pflege- und Betreuungspersonal
- ✔ Maßnahmen zur Verbesserung der Arbeitszeit- und Dienstplangestaltung
- ✔ Maßnahmen zur Verbesserung der Kommunikation mit und zwischen den Beschäftigten sowie mit Kunden (Klienten/Bewohnern)
- ✔ Maßnahmen zur kompetenzorientierten Personalentwicklung, Personalqualifizierung und Führung
- ✔ Maßnahmen zur Schaffung einer familienfreundlichen Unternehmenskultur

Fördergelder im Rahmen des PpSG stehen noch bis Ende 2030 zur Verfügung. Folgeprojekte können beantragt und finanziert werden.

Die Förderwelt ist spannend und vor allem nicht statisch, sodass sich die Förderprogramme stetig ändern. Wenn Sie sich einen Überblick über die aktuellen Fördermittel verschaffen möchten, können Sie kostenfreie Datenbanken zu Recherchezwecken verwenden. Für Deutschland eignet sich dazu die Förderdatenbank des Bundesministeriums für Wirtschaft und Klimaschutz.

Auf der Webseite des Bundesministeriums für Wirtschaft und Klimaschutz steht eine kostenfreie Datenbank für Fördermittel zur Verfügung.

`https://www.bmwk.de/Navigation/DE/Home/home.html`

Auch auf der Webseite des Pflegenetzwerk Deutschlands steht ein »schneller Überblick« zur Förderlandschaft in Bezug auf Nachhaltigkeit zur Verfügung.

`https://pflegenetzwerk-deutschland.de`

Im Folgenden finden Sie einen kurzen Auszug (Pflegenetzwerk Deutschland) aktueller Fördermöglichkeiten. An dieser Stelle jedoch noch einmal mit dem Hinweis, dass wir keinen Anspruch auf Vollständigkeit erheben und keine Garantie übernehmen.

Maßnahme	Förderprogramm
Elektromobilität, Beschaffung	Förderrichtlinie Elektromobilität
Ladeinfrastruktur	Förderrichtlinie Elektromobilität
E-Lastenfahrräder	Förderrichtlinie E-Lastenfahrräder
Energetische Sanierung von Gebäuden	Bundesförderung für effiziente Gebäude
Austausch von Fenstern/Türen, Wärmeschutzverglasung	Bundesförderung für effiziente Gebäude
Einrichtung Klimaanlagen/ Wärmepumpen	Energieeffizienz – Kälte und Klimaanalagen/ Bundesförderung für effiziente Gebäude
Optimierung des Abfall- und Ressourcenmanagements	BMUV – Umweltinnovationsprogramm, EU – Life-Programm für die Umwelt und Klimapolitik

Tabelle 8.1: Maßnahmen/Fördermitte
(Quelle: Pflegenetzwerk Deutschland, 2024, eigene Darstellung)

Neben Fördermitteln und Fördermittelmanagement bietet Fundraising ein enormes Potenzial für die Einrichtungen in der Pflege. Wir empfehlen Ihnen, sich mit diesem Thema auseinanderzusetzen und gegebenenfalls eine Fundraising-Strategie zu entwickeln.

Im Fundraising geht es nicht nur um das kurzfristige Sammeln von Spenden, sondern es sollte Teil Ihrer Organisationsentwicklung sein. Betrachten Sie Fundraising als Mittelbeschaffung für einen guten Zweck und gehen Sie dabei strategisch vor.

Ziel sollte sein, zusätzliche Ressourcen für bestimmte Projekte oder Initiativen in Ihrer Einrichtung zu mobilisieren, ohne dass der Geber eine direkte Gegenleistung erwartet.

Dafür gibt es viele unterschiedliche Fundraising-Methoden, die Sie nutzen können. Jede dieser Methoden hat Vor- und Nachteile und sollte je nach Zielgruppe und Art angepasst werden. Dazu gehören:

- ✔ **Online-Fundraising:** Dies umfasst Spenden über Websites, soziale Medien und E-Mail-Kampagnen und ist sehr wirkungsvoll, weil es viele Menschen anspricht.
- ✔ **Crowdfunding:** Plattformen wie Kickstarter oder GoFundMe ermöglichen es, Gelder für spezifische Projekte zu sammeln. **Besonders hilfreich ist dies bei kurzfristigen oder einmaligen Projekten.**
- ✔ **Events:** Fundraising-Events wie Galas, Benefizkonzerte oder Sportveranstaltungen bieten eine Möglichkeit, Spenden zu sammeln und gleichzeitig die Gemeinschaft zu engagieren.

- ✔ **Face-to-Face-Fundraising:** Dies beinhaltet das direkte Ansprechen von potenziellen Spendern auf der Straße oder bei Veranstaltungen. Es schafft eine persönliche Verbindung und ermöglicht direkte Kommunikation.
- ✔ **Telefundraising:** Spendenaufrufe per Telefon sind eine traditionelle Methode, die immer noch effektiv sein kann, besonders bei älteren Zielgruppen.
- ✔ **Spendenmailings:** Briefe oder Postkarten, die um Spenden bitten, sind eine weitere traditionelle Methode, die durch kreative Ansätze und zielgerichtete Kommunikation erfolgreich sein kann.
- ✔ **Vermächtnis-Spenden:** Menschen können in ihrem Testament festlegen, dass sie einen Teil ihres Vermögens an eine gemeinnützige Organisation spenden.

Im Podcast PflegeFaktisch stellt Reinhard Strüven drei entscheidende Erfolgsfaktoren für ein erfolgreiches Fundraising vor:

- ✔ **Netzwerken und Beziehungen aufbauen:** Eine der wichtigsten Komponenten im Fundraising ist die Beziehungspflege. Fundraising ist keine isolierte Aufgabe, sondern sollte eng mit der Geschäftsführung oder Heimleitung verbunden sein. Stiftungen oder Unternehmen zu gewinnen, erfordert den Aufbau langfristiger Beziehungen und ein Verständnis für deren Bedürfnisse. Eine persönliche Ansprache und ein gutes Konzept sind dabei essenziell.
- ✔ **Von anderen lernen:** Fundraising muss nicht immer neu erfunden werden. Es gibt viele Best Practices, von denen Einrichtungen profitieren können. Die Teilnahme an Fortbildungen oder das Lesen einschlägiger Literatur kann den Einstieg erleichtern. Der Besuch von Tagungen und Messen bietet zudem die Möglichkeit, sich mit anderen Fundraisern zu vernetzen.
- ✔ **Wertschätzung zeigen:** Fundraising endet nicht mit dem Eingang der Spende. Die Beziehung zum Spender sollte auch nach der Spende gepflegt werden. Eine persönliche Danksagung, das Einladen zu Veranstaltungen oder die Information über den erfolgreichen Abschluss eines Projekts sind wichtige Schritte, um eine langfristige Beziehung aufzubauen.

Abbildung 8.1: Fundraising – Erfolgreich finanzielle Mittel generieren

Teil IV
Wie die Theorie umgesetzt wird

WARUM BENUTZT DU DENN SO VIELE BATTERIEBETRIEBENE GERÄTE?
NA, ICH WILL DOCH STROM SPAREN!

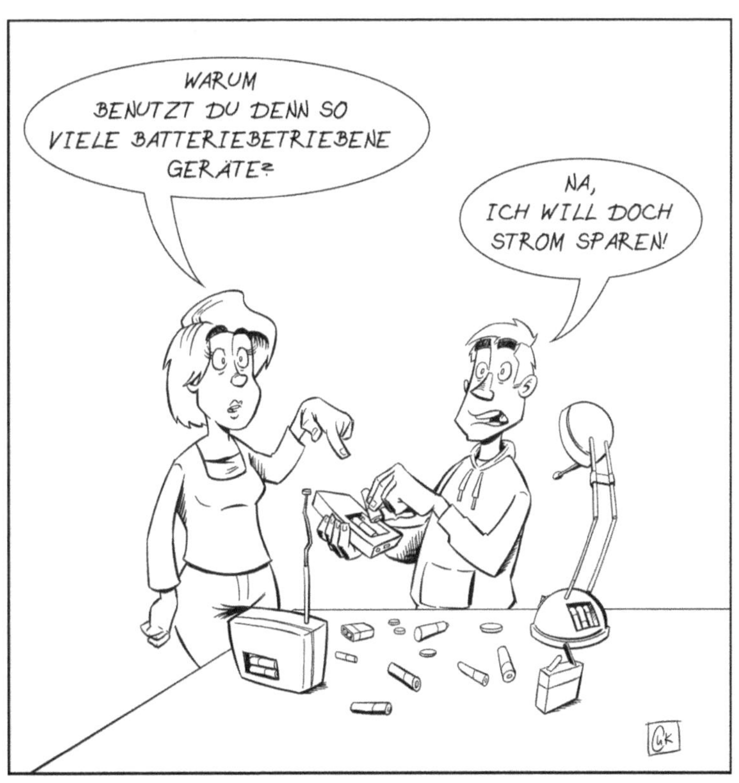

IN DIESEM TEIL …

Change-Management ist ein geplanter Prozess, der Ihnen hilft, Ihre Einrichtung zur Nachhaltigkeit zu führen. Dazu gehört, die aktuelle Situation sowie bestehende Ziele und Visionen zu analysieren und umzusetzen.

Die Kultur der Einrichtung ist wichtig, weil die Werte und Einstellungen aller Mitarbeiter Veränderungen beeinflussen. Auch Technologie und Organisation sind entscheidend für den Erfolg. Klare Ziele, Unterstützung von Führungskräften und gute Kommunikation sind notwendig. Alle Beteiligten sollten motiviert sein und aktiv mitarbeiten, um dauerhafte Veränderungen zu erreichen. Sie können durch Erkennen der Emotionen die Auslöser einschätzen, um somit die Weichen zu Ihren Zielen zu setzen.

IN DIESEM KAPITEL

Veränderungen initiieren

Als Führungskraft planen, einbeziehen, umsetzen und leiten

Als Mitarbeiter aktiv umsetzen und Ideen sammeln

Jeder trägt Verantwortung

Kapitel 9
Change-Management

Die Einführung von Nachhaltigkeit sollte als Aufgabe für die Führung und damit als Kommunikation innerhalb der Einrichtung betrachtet werden. In diesem Kapitel geht es speziell um das Thema »Einführungs- und Umsetzungskommunikation« und es bezieht sich auf die grundlegenden Strukturen des Change-Managements. Sie wissen, es kann manchmal schwierig sein, neue Strukturen umzusetzen. Gefragt ist die Führung, aber auch jeder Mitarbeiter.

Das Management hat die Aufgabe, sicherzustellen, dass nachhaltige Strategien erfolgreich implementiert werden und dauerhaft erhalten bleiben. Jeder Mitarbeiter ist für das Gelingen verantwortlich!

Sie als Leitung oder als Mitarbeiter müssen sich zunehmend mit Nachhaltigkeit als einem Prozess des Wandels beschäftigen. Pflege »bewahrt« gerne und hat oft Schwierigkeiten mit Veränderungen. Es kann die Gefahr bestehen, dass sich Tätige in Einrichtungen gegen Veränderungen sträuben. Aber Nachhaltigkeit ist ein wichtiges gesellschaftliches Thema! Immer mehr Menschen fühlen sich diesem Anliegen verbunden.

Jedoch gibt es verschiedene Meinungen zu diesem Thema. Einige Menschen sind gegen allgemeine Regeln oder Vorschriften. Stellen Sie sich selbst die Frage, wie Ihre persönliche Einstellung beziehungsweise die Einstellung Ihrer Kollegen ist.

Es ist Ihre Aufgabe als Leitung, Fragen zu beantworten und Ansichten der Kollegen und der Mitarbeiter zu klären und einen gemeinsamen Weg zu finden. Das bedeutet, dass Sie als Leitung gefragt sind, Sie müssen nachhaltig denken und eng mit der Philosophie der Einrichtung verbunden sein.

Was ist Change-Management?

Der Begriff Change-Management bezieht sich auf den systematischen und geplanten Prozess, durch den eine Einrichtung zu einem klar definierten Ziel geleitet wird. Es existieren unterschiedliche Definitionen zu diesem Thema.

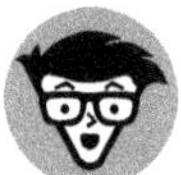

Für Weiand bedeutet Change-Management einen geplanten und gezielten Wandel, der systematisch eingeleitet und unterstützt wird (Weiand, 2016).

Laut Weiand gibt es im Change-Management vier Bereiche, die in Abbildung 9.1 gezeigt werden: Strategie, Kultur, Technologie und Organisation.

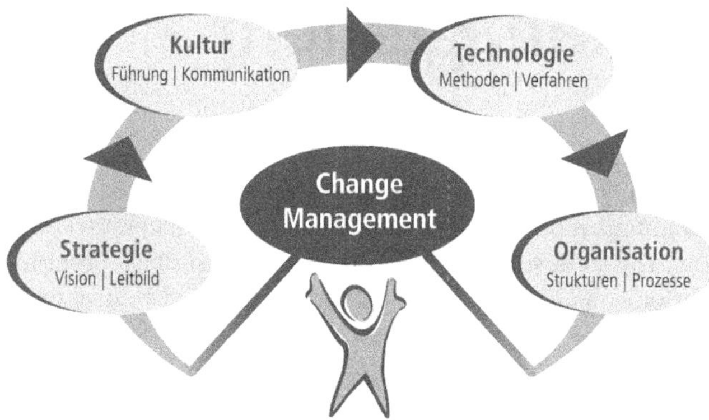

Abbildung 9.1: Die vier Felder nach Weiand (Grafik: Stöcker/Reichenauer)

Im Bereich **Strategie** schauen Sie sich an, wie die aktuelle Situation ist. Welche Leitbilder und Visionen gibt es schon in Ihrer Einrichtung? Nutzen Sie diese Strategien oder setzen Sie das vorhandene Wissen als Strategie für Innovation ein. Diese können entweder reaktiv zur Anpassung oder proaktiv zur Innovation eingesetzt werden (Koch, 2011). Wichtig ist jedoch, wie gut Sie die Leitbilder kennen und ob sie auch tatsächlich umgesetzt werden.

Die **Kultur** einer Einrichtung umfasst ihre Werte, Normen und Einstellungen. Denken Sie beim Wandel auch an die »ungeschriebenen Gesetze« Ihrer Einrichtung. Diese grundlegenden Einstellungen aller Mitarbeiter sind wichtig für Veränderungen und werden stark vom Führungsstil und vorhandenen Kommunikationsfähigkeiten beeinflusst.

In Ihrer Einrichtung gibt es vielleicht schon viele **Technologien,** wie Computer und Geräte zur Aufbereitung oder Maschinen, die bei der Verarbeitung von Inkontinenzmaterial helfen. Außerdem nutzen Sie Wasserspender anstelle von vielen Kästen mit Mineralwasser.

Schauen Sie sich Ihre gesamte **Organisation** an. Nur wenn die vier Bereiche Strategie, Kultur, Technologie und Organisation gut zusammenarbeiten, können Sie in Ihrer Einrichtung Erfolgschancen optimal nutzen. Das hat großen Einfluss auf den Erfolg oder Misserfolg von Veränderungen (Vahs, 2010).

Um erfolgreich zu sein, müssen die vier Bereiche des Change-Managements zusammenarbeiten. Vahs und Weiand nennen außerdem wichtige Punkte für den Erfolg: klare Ziele setzen, eine klare Vorstellung von Veränderungen haben, Unterstützung von den Chefs erhalten und einfühlsame Kommunikationsstrategien anwenden, die Vertrauen und Offenheit fördern.

Wenn Sie diese Punkte ignorieren, kann der Wandel schwierig werden. Wenn die Ziele nicht klar sind und nicht überprüft werden, können Probleme nicht richtig angesprochen werden. Auch wenn die Kommunikation nur oberflächlich ist, wird es für alle kompliziert.

Ein wichtiger Punkt ist die Motivation aller Tätigen in der Einrichtung. Die Bereitschaft zur Veränderung kann am besten gefördert werden, wenn alle aktiv beteiligt werden, genügend Schulungen erhalten und es eine offene und ehrliche Kommunikation gibt. Auch Bewohner, Angehörige und alle Lieferanten sollten einbezogen werden.

Um in Ihrer Einrichtung erfolgreich Veränderungen zu erreichen, ist es wichtig, dass Sie Change-Management-Projekte auf zwei Ebenen betrachten. Die erste Ebene ist das, was gemacht werden muss (das WAS), und das haben Sie schon gelesen. Die zweite Ebene ist, wie dies gemacht wird (das WIE), und das lesen Sie gerade; praktische Tipps finden Sie im gesamten Buch in verschiedenen Kapiteln.

Alle Mitarbeiter sollten offen und motiviert für das Thema Nachhaltigkeit sein. Es ist wichtig, dass Sie selbst überzeugt sind und nicht nur aus Pflicht handeln. Wenn Sie aus Überzeugung handeln, werden sich Ihr Denken, Ihre Gefühle, Ihre Werte und Ihr Verhalten verändern oder sie bleiben bestehen. Nur wenn Sie an Nachhaltigkeit glauben, schalten Sie das Licht aus, wenn Sie den Raum verlassen. Wenn es für Sie keine Selbstverständlichkeit wird, bleibt das Licht an und brennt weiter. Leider verlieren viele Menschen ihre guten Vorsätze schnell wieder. Nachhaltigkeit bedeutet, nicht nur Wissen zu haben, sondern auch, eine Einstellung zu entwickeln.

Anforderungen an Führungskräfte

Sind Sie als Führungskraft tätig? Dann sind Sie Teil der Organisation. Sie erhalten Aufgaben und geben diese weiter. Viele Dinge müssen sofort erledigt werden! Es ist wichtig zu wissen, dass ein Veränderungsprozess nicht einfach nebenbei erledigt werden kann. Um ihn erfolgreich zu gestalten, brauchen alle Führungskräfte viel Engagement, Geduld beim Überzeugen, eine klare Richtung, Mut, die Fähigkeit, mit Frustration umzugehen, und das Wissen darüber, wie man diesen Prozess sowohl fachlich als auch menschlich gut leitet. Außerdem sollten Sie spezifisches Wissen über Ihre Mitarbeiter haben.

Als Führungskraft braucht man viele Eigenschaften, darunter auch analytisches Denken. Das bedeutet, dass man die Dinge aus verschiedenen Blickwinkeln betrachten sollte. Ein einfaches Beispiel: Bei vielen Bewohnern brennen aus unterschiedlichen Gründen, wie zum Beispiel Sicherheitsaspekte, aber auch aus Routine kleine Lichter im Zimmer oder sogar das Licht im Badezimmer bleibt eingeschaltet und die Badezimmertür nur angelehnt. Ihre Mitarbeiter wissen, dass es für einige Bewohner die Schlafqualität reduziert, ständig Helligkeit im Raum zu haben, und gleichzeitig der Energiebedarf sehr hoch ist. Die Alternative ist, Bewegungsmelder anzuschaffen und sie im Zimmer am Bewohnerbett beziehungsweise an der Wand anzubringen.

Was sollte man beachten? Der Stromverbrauch ist ein wichtiger Punkt, wenn man Bewegungsmelder kauft, da diese regelmäßig aufgeladen werden müssen. Was passiert mit ihnen, wenn sie kaputtgehen? Denken Sie bei Ihrer Entscheidung nicht nur an die Kosten, sondern auch an die Lebensqualität und in diesem Fall an die Schlafqualität (Stöcker, 2023). Man muss alles abwägen und eine Entscheidung treffen.

Dieses Beispiel zeigt, dass es keine rein sachlichen Entscheidungen gibt. Es ist jedoch wichtig, klare Entscheidungen zu treffen, um erfolgreich zu sein. Ein weiteres Beispiel: Viele Menschen lassen ihre Fernseher im Stand-by-Modus laufen. Überlegen Sie: Wie viele Fernseher sind das, wie viele Stunden und wie viel Energie wird verbraucht? Was kostet es, Steckdosen zu kaufen, die man ausschalten kann? Denken Sie darüber nach.

Ideenbörse

Als Vorgesetzter sollten Sie Ihre Mitarbeiter in Entscheidungen einbeziehen. Lassen Sie sie ihre Meinungen äußern und starten Sie zum Beispiel eine Ideen-Austausch-Plattform. Ermutigen Sie Ihre Mitarbeiter, Vorschläge zu sammeln, wie man in Ihrer Einrichtung nachhaltiger handeln kann. Jede Idee ist wichtig und es gibt kein Richtig oder Falsch – jede wird erst einmal geschätzt. Als Mitarbeiter gehen Sie mit wachen Augen durch den Tag beziehungsweise durch die Einrichtung, Sie werden viele Ideen finden. Machen Sie eine Art »Wettbewerbung« daraus und belohnen Sie sich für gute Ideen.

Hartschen schlägt zur Bewertung von gesammelten Ideen folgende Schritte vor (Hartschen, 2015):

Schritt 1: Gleiches zu Gleichem

- Sortieren Sie ähnliche Ideen.

Schritt 2: Neuartig oder bekannt?

- Sortieren Sie Ideen, die einen Neuigkeitswert haben, und die, die bereits in ähnlicher Form stattfinden.

Schritt 3: Bilden Sie ein Team von Mitarbeitenden.

- Wählen Sie die besten Ideen aus und verteilen Sie Punkte.

Schritt 4: Teilen Sie die Ideen in drei Gruppen auf.

- Die in Schritt 3 mit Punkten bewerteten Ideen werden in drei Gruppen eingeteilt.
- TOP-Ideen: Die Ideen mit drei Punkten und mehr werden verfeinert und weiter geklärt.
- OK-Ideen: Sie haben ein oder zwei Punkte erhalten. Vielleicht können diese Ideenansätze nach Bedarf mit anderen Ideen kombiniert werden.
- OUT-Ideen: Das sind Ideen ohne Punkte. Sie werden meist nicht berücksichtigt, sollten jedoch mit einer Erklärung und Danksagung der Mitarbeitenden gewürdigt werden.

Schritt 5: Ideen ausformulieren

- Schauen Sie sich die TOP-Ideen genau an. Die Mitarbeitenden, die die Ideen vorgestellt haben, können diese genauer beschreiben und werden an der Ausarbeitung beteiligt. Sie arbeiten infolge aktiv am Veränderungsprojekt mit. Somit erreichen Sie, dass die Mitarbeitenden Veränderung in der Einrichtung schneller akzeptieren und diese umgesetzt werden.
- Es ist wichtig, alle Veränderungen stabil zu machen. Bei diesem Prozess geht es darum, die Veränderung abzuschließen und sie vor Rückschlägen zu schützen. Am Ende des Change-Managements sollte eine neue stabile Situation erreicht sein.

Werte, Motive und Moral

Was sind Werte? Was sind Motive? Was leitet einen Menschen?

Es ist nicht einfach, den Ursprung des Wortes »Wert« zu verstehen. Die Erklärungen kommen aus dem Mittelhochdeutschen, Germanischen oder Gotischen. Laut »Le Robert« wird das Wort *Valeur* beschrieben als den Wert, den eine Person erreicht hat, oder die Bedeutung, die sie hat (Etymologie, 2020).

Heute gibt es viele verschiedene Erklärungen für den Begriff »Wert« aus verschiedenen Wissenschaftsbereichen. In der Sozialpsychologie sieht man Werte als allgemeine Regeln, die das Verhalten leiten und aus denen Einstellungen und Handlungen entstehen können (Rokeach, 1973). Wenn jemand etwas anstrebt und es ihm wichtig ist, haben immer Werte Einfluss darauf (Klages, 1985).

Werte sind die Ziele, die jemand hat. Sie helfen uns, den Weg zu finden, und zeigen, wie wir als Person sind (Windhorst, 1985). Man lernt sie im Laufe des Lebens und jeder hat seine eigenen Werte. Oft wissen Menschen nicht genau, was ihre Werte sind, aber sie beeinflussen stark, ob man an Altem festhält oder Neues ausprobiert. Ein bekannter Satz dazu ist: »Das haben wir schon immer so gemacht!«

Werte werden schon in der Kindheit geprägt und beeinflussen, wie Menschen handeln. Diese Werte gelten allgemein, wie zum Beispiel Pünktlichkeit und Ehrlichkeit.

Rokeach (Arenberg, 2017) hat einige grundlegende Annahmen:

- ✔ Jeder Mensch hat eine relativ kleine Anzahl an Werten.
- ✔ Alle Menschen haben Werte, aber sie sind unterschiedlich ausgeprägt.
- ✔ Werte sind in einem System organisiert.
- ✔ Menschliche Werte sind in der Kultur, Gesellschaften und deren Institutionen sowie in der Persönlichkeit verwurzelt.
- ✔ Die Auswirkungen menschlicher Werte zeigen sich in vielen Bereichen, die für Sozialwissenschaftler interessant sind, sie zu untersuchen.

Werte helfen uns, den richtigen Weg zu finden. Als Führungskraft sind Sie ein Vorbild. Denken Sie daran! Wenn Ihre Mitarbeiter sehen, dass Sie im Büro keinen Müll trennen, das Licht immer anlassen oder Wasser verschwenden, können sie nicht anders handeln. Jeder Mensch ist in gewisser Weise ein Vorbild für andere, unabhängig von seiner Position. Menschen schauen sich an, was andere tun. Als Führungskraft sollten Sie auch darauf achten, wie Ihr Verhalten auf Mitarbeiter, Lieferanten und Besucher wirkt.

Wertschätzung ist wichtig, um Veränderungen zu erreichen. Sätze wie: »Die da oben …«, »Die im anderen Wohnbereich …« oder »Die andere Gruppe sollte zuerst den Müll trennen. Wir haben keine Zeit, ständig in den Keller zu gehen, weil die Beutel voll sind«, helfen nicht weiter. Es geht nicht um andere Personen; es gibt viele andere. Es geht um jeden Einzelnen und jeder Einzelne trägt zum Ganzen bei.

Gemeinsame Verantwortung

In diesem Kapitel wird erklärt, wie wichtig Kommunikation im Change-Management ist. Arbeiten Sie zusammen an einer guten Kommunikation. Menschen kommunizieren seit vielen Jahren nicht nur mit Worten, sondern auch ohne Worte erfolgreich. Kommunikation sollte langfristig wirksam sein.

Menschen kommunizieren über Gesichtsausdrücke, ihre Stimme und Worte, Blickkontakt, Gesten, Körperhaltung sowie durch Berührung und den Abstand zu anderen. Die Körpersprache einer Person zeigt ihre innere Einstellung.

Wir haben zwei Ohren und einen Mund, damit wir besser zuhören können! Deshalb sollten Sie darauf achten, was Sie wirklich in Gesprächen sagen. Achten Sie daher auf die Worte, die Sie wählen, und wie Sie sprechen, denn Gefühle werden auch durch Ihre Stimme vermittelt. Ich empfehle Ihnen, einen Beitrag mit geschlossenen Augen anzuhören oder sogar in einer Sprache, die Sie nicht kennen. So können Sie die Emotionen besser spüren. Es kann schnell passieren: Nach einem unangenehmen Telefonat klingt Ihre Verärgerung noch in Ihrer Stimme nach. Wie werden Sie das verstehen? Wirklich verstehen? Haben Sie diesen Satz schon oft gehört oder selbst gesagt: »So war das nicht gemeint.« Besser ist es, zu sagen: »Erzählen Sie mir, was Sie verstanden haben; dann weiß ich, was ich gesagt habe.«

Die Betonung von Wörtern kann einem Satz eine besondere Bedeutung geben. Achten Sie darauf, wichtige Wörter hervorzuheben. Überlegen Sie: »*um*fahren« und »um*fahren*« bedeuten genau das Gegenteil. Passen Sie auch die Geschwindigkeit und Lautstärke Ihrer Sprache an.

Menschen zeigen oft ihre Gefühle ohne Worte, indem sie mit ihrem Gesicht und ihren Händen sprechen. Unbewusst kopieren wir diese Signale durch spezielle Nervenzellen im Gehirn. Mikroexpressionen sind sehr kurze und kaum sichtbare Gesichtsausdrücke, die nur 40 bis 500 Millisekunden dauern. Jede dieser Reaktionen beeinflusst unser Emotionszentrum. Es gibt jedoch Ausnahmen, wenn sich die Gesichtsmuskeln durch Behandlungen wie Botox oder Krankheiten wie Parkinson verändern oder beeinträchtigen.

Im Folgenden werden die sieben Primäremotionen zusammen mit ihren charakteristischen Merkmalen sowie den universellen Auslösern vorgestellt. Dies ermöglicht Ihnen, angemessen auf die Emotionen Ihrer Mitarbeitenden zu reagieren und somit eine effektive Kommunikation zu fördern.

Körpersprache

Emotionen sind sehr wichtig, wenn Menschen miteinander sprechen. Wenn Sie Ihre Gesprächspartner anschauen, können Sie in weniger als einer Sekunde ihre Gefühle erkennen. Es ist wichtig, auf ihr Gesicht zu achten und die Signale darin zu verstehen. Man sollte die Gefühle der Mitarbeiter bemerken und richtig darauf reagieren, denn das Gesicht zeigt viel über Körpersprache. Fast alle Gefühle zeigen sich in den Gesichtsausdrücken.

Paul Ekman und sein Team haben nach vielen Jahren Forschung das Facial Action Coding System, oder kurz FACS (Ekman, 2010), entwickelt. Es zeigt die menschlichen Gesichtsausdrücke und ist das wichtigste System zur Codierung dieser Ausdrücke (Ekman, 2010). Hier sind die sieben Basisemotionen, die in allen Kulturen gleich sind.

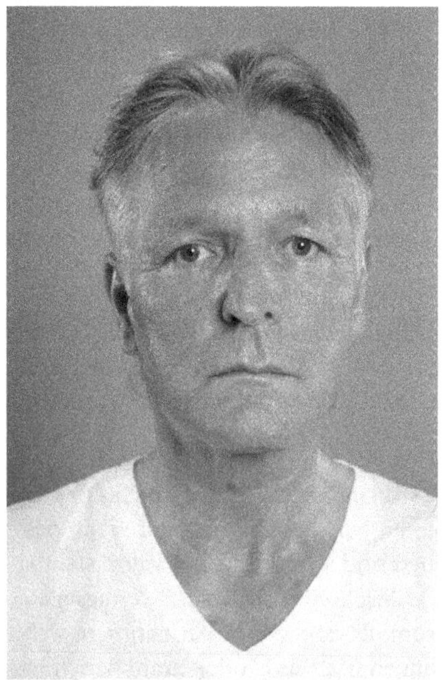

Abbildung 9.2: Gesichtsausdruck neutral

Abbildung 9.2 zeigt einen neutralen Gesichtsausdruck:

- ✔ Das ist die sogenannte Baseline.
- ✔ Die Muskulatur ist entspannt.
- ✔ Die Lippen liegen locker aufeinander.

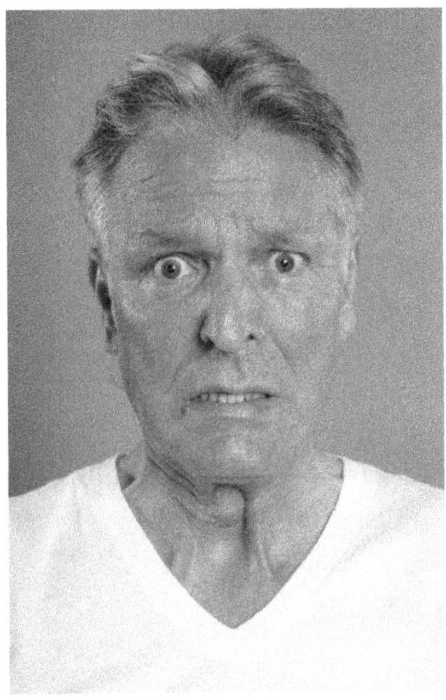

Abbildung 9.3: Gesichtsausdruck Angst

Abbildung 9.3 zeigt die Basisemotion Angst:

- ✔ Die Augenbrauen sind nach oben und zusammengezogen.
- ✔ Die oberen Augenlider angehoben.
- ✔ Die unteren Augenlider sind angespannt.
- ✔ Die Lippen sind nach außen gespannt.

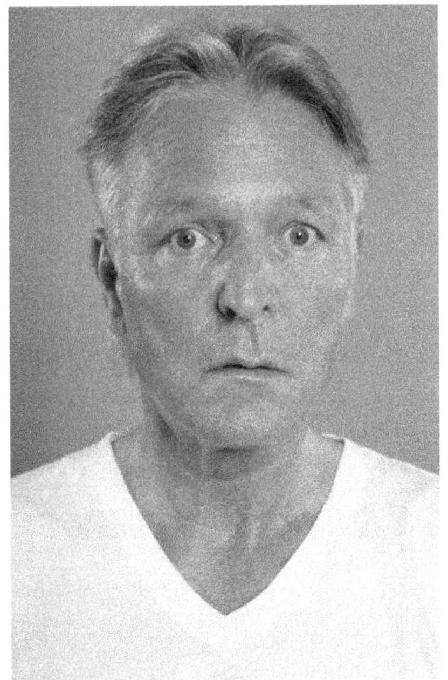

Abbildung 9.4: Gesichtsausdruck Überraschung

Abbildung 9.4 zeigt die Basisemotion Überraschung:

- ✔ Die Augenbrauen sind nach oben gezogen, bleiben aber in der Form.
- ✔ Die oberen Augenlider sind angehoben.
- ✔ Der Mund ist entspannt geöffnet.

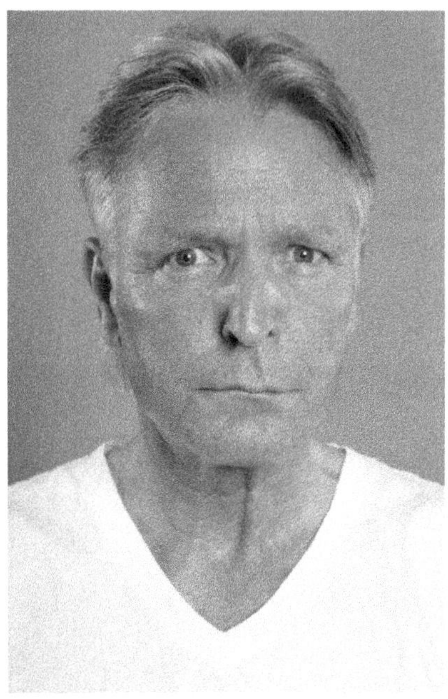

Abbildung 9.5: Gesichtsausdruck Ärger

Abbildung 9.5 zeigt die Basisemotion Ärger:

- ✔ Die Augenbrauen sind nach unten und zusammengezogen.
- ✔ Die unteren Augenlider sind angespannt.
- ✔ Die Lippen sind zusammengepresst.

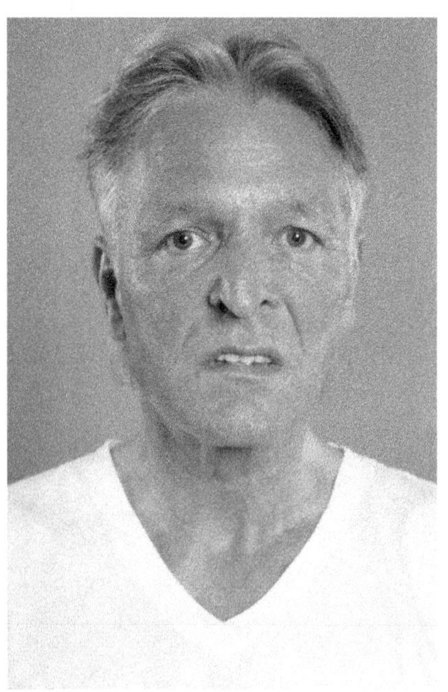

Abbildung 9.6: Gesichtsausdruck Ekel

Abbildung 9.6 zeigt die Basisemotion Ekel:

- ✔ Die Augenbrauen sind nach unten gezogen.
- ✔ Die Nase ist gekräuselt.
- ✔ Die Oberlippe ist beidseits hochgezogen.
- ✔ Die untere Lippe kann angehoben sein.

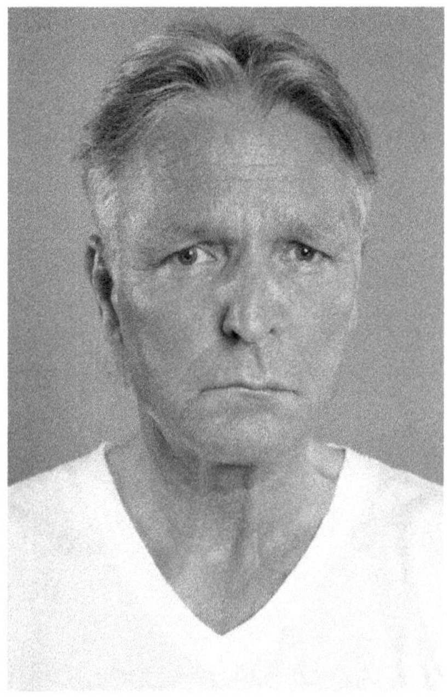

Abbildung 9.7: Gesichtsausdruck Trauer

Abbildung 9.7 zeigt die Basisemotion Trauer:

- ✔ Die Augenbraueninnenseiten sind nach oben gezogen.
- ✔ Die oberen Augenlider sind oft gesenkt.
- ✔ Die Mundwinkel sind nach unten gezogen.
- ✔ Der Kinnbuckel ist angehoben.

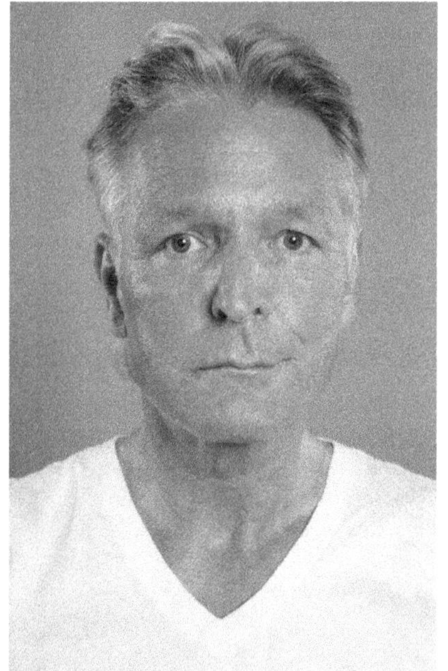

Abbildung 9.8: Gesichtsausdruck Verachtung

Abbildung 9.8 zeigt die Basisemotion Verachtung:

- ✔ Mundwinkel auf einer Seite nach innen gepresst

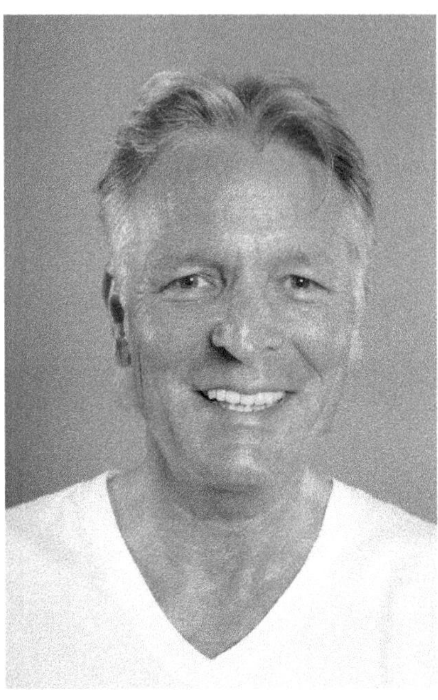

Abbildung 9.9: Gesichtsausdruck Freude

Abbildung 9.9 zeigt die Basisemotion Freude:

- ✔ Die Augendeckfalte ist abgesenkt.
- ✔ Die Mundwinkel sind beidseits angehoben.

Sie unterhalten sich mit einer Angehörigen und informieren diese, dass die Einrichtung in die Planung zur »nachhaltigen Einrichtung« geht. Sie reagiert mit dem Satz: »Das ist ja lobend, aber meine Mutter soll hier nicht frieren. Die Heizung muss immer an sein.«

Das Ausgesprochene sind die Worte, was hat sie jedoch wirklich gesagt? Mit welcher Emotion wurde der Satz ausgesprochen?

Überlegen Sie, welche universellen Auslöser (Eilert, 2013) die vorgestellten Emotionen haben.

- ✔ Angst
  - Auslöser: Bedrohung des körperlichen oder psychischen Wohlbefindens
  - Ziel: Bedrohung vermeiden oder erwarteten Schaden reduzieren
- ✔ Überraschung
  - Auslöser: Neues, Unerwartetes
  - Ziel: Gewinnen von Informationen, neue Orientierung

✔ Ärger

- Auslöser: Zielhindernis, Unrecht, Werteverletzung
- Ziel: Zielhindernis beseitigen

✔ Ekel

- Auslöser: psycho-physische Verunreinigung
- Ziel: Bereinigen oder Distanzieren

✔ Trauer

- Auslöser: Verlust
- Ziel: Wiedererlangen der Fähigkeiten, Hilferuf

✔ Verachtung

- Auslöser: Unmoralische Handlung, mangelhafte Leistung
- Ziel: Überlegenheit wahren

✔ Freude

- Auslöser: Zielerreichung, Wunscherfüllung, Bedürfnisbefriedigung
- Ziel: Zukunftsmotivation, Kooperation

Zurück zu unserem Satz: »Das ist ja lobend, aber meine Mutter soll hier nicht frieren. Die Heizung muss immer an sein.«

Welche Emotionen sind zu erwarten?

Angst – Die Angehörige (Sicherheitsverlust) hat Angst, dass ihre Mutter frieren muss. Sie benötigen von Ihnen Sicherheit, zum Beispiel in Form von weiteren Informationen.

Ärger – Die Angehörige fühlt sich übergangen. Warum wurde vorher nicht gefragt (Werteverletzung, Zielhindernis)? Sie benötigt jetzt Wertschätzung.

Fazit: Die universellen Auslöser sind kulturübergreifend gleich, die inneren Reaktionen des Menschen individuell. So können Sie zielorientierte Gespräche führen.

Körpersprache und -bewegungen beinhalten Gesten, Embleme, Adaptoren und Illustratoren. Die folgenden Körperspracheelemente sind von der Kultur beeinflusst.

Embleme sind Gesten, die anstelle von Wörtern verwendet werden. Zum Beispiel bedeutet Nicken in unserer Kultur »ja«, während Kopfschütteln »nein« bedeutet.

Wenn jemand im Gespräch unsicher wird, versucht er oft, sich selbst zu beruhigen und macht dabei Gesten wie Berührungen – sei es an sich selbst, an Dingen oder anderen Menschen. Diese Berührungen setzen Oxytocin frei, das auch als »Kuschelhormon« bekannt ist und entspannend wirkt.

Illustratoren sind redebegleitende Gesten und stehen in direkter Verbindung mit den gesprochenen Worten.

Ihr Gesprächspartner hat die Arme vor der Brust verschränkt. Viele denken, das bedeutet, dass er sich abwehrt. Aber manchmal kann diese Haltung auch einfach bequem sein, weil er Bauchschmerzen hat oder einen Fleck auf seiner Kleidung sieht. Wenn man das falsch versteht, könnte es die Kommunikation stören. Deshalb ist es wichtig, genau zu beobachten und nicht gleich etwas hineinzuinterpretieren.

Sprechen Sie über das, was Sie bemerkt haben, und stellen Sie Fragen, um verschiedene Sichtweisen zu verstehen. Oft wissen die Gesprächspartner nicht, wie der andere denkt.

Eine aufgeschlossene Haltung und effektive Kommunikation

- ✔ macht Verantwortung sichtbar
- ✔ ermöglicht aktive Steuerung der Ereignisse
- ✔ erhöht die Motivation
- ✔ sichert die Loyalität der Mitarbeitenden
- ✔ hält vorhandene Mitarbeitenden
- ✔ macht die Einrichtung für andere interessant

In diesem Buch werden viele Kommunikationsmodelle nicht weiter behandelt, da sie Ihnen wahrscheinlich bereits vertraut sind. Es ist jedoch wichtig, sich daran zu erinnern, dass diese Modelle eher eine Einstellung als eine Technik darstellen. Wie setzen Sie die Kommunikationsgrundsätze in Ihrer Einrichtung um? Achten Sie darauf, aktiv miteinander zu kommunizieren. Menschen benötigen nicht nur Informationen, sondern auch Anreize zur Erreichung von Zielen durch Kommunikation. Diese Informationen können Werte und Motive beeinflussen oder stärken. Wenn Ihre Mitarbeitenden diesen Weg gemeinsam mit Ihnen gehen, entsteht eine Bindung zu Ihrer Einrichtung. Zufriedene Mitarbeitende tragen zur langfristigen Stabilität bei. Gute Kommunikation bedeutet, klar und respektvoll zu sprechen. Denken Sie daran, dass Sie als Führungskraft für die Umsetzung verantwortlich sind und Ihr Verhalten zeigt, wie Sie denken.

Stellen Sie Fragen! Gibt es wirklich dumme Fragen? Fragen zu stellen kann manchmal schwierig sein, aber es ist wichtig, gute Fragen zu stellen! Wer fragt, lenkt das Gespräch und zeigt Interesse sowie den Willen zum Nachdenken. Es gibt verschiedene Arten von Fragen: offene, geschlossene, Alternativ-, W-, zirkuläre und Suggestivfragen. Welche Fragen Sie wählen, hängt von Ihrem Ziel oder dem des Mitarbeiters ab. Mit offenen Fragen kann Ihr Gesprächspartner seine Meinung frei äußern.

Offene Frage: »Was ist Ihnen besonders wichtig, wenn es um Nachhaltigkeit geht?« So bringen Sie Ihr Gegenüber dazu, über seine Meinung nachzudenken und sie mit Ihnen zu teilen. Geschlossene Frage: »Haben Sie die Vorschläge zur Einführung von Nachhaltigkeitsthemen gelesen?« Hier bekommen Sie nur ein »Ja« oder »Nein« als Antwort und wichtige Informationen gehen verloren. Alternativfragen: »Wann werden Sie sich mit den Nachhaltigkeitsthemen beschäftigen? Am Montag oder Mittwoch?« Damit regen Sie Ihr Gegenüber an, über den Zeitpunkt nachzudenken, und nicht darüber, ob er es tun wird.

Zu den W-Fragen gehören alle Fragewörter: wie, wann, wo, wer, was. Vermeiden Sie das Fragewort »warum«. Das Wort löst beim Gegenüber die Aufforderung aus, sich zu erklären.

Es ist wichtig, dass Sie aktiv zuhören, bevor Sie nachdenken. Überlegen Sie, was akzeptabel ist und was nicht. Gibt es Punkte, die verbessert werden müssen, oder fehlen Informationen? Aktives Zuhören bedeutet, im Moment präsent zu sein. Viele Menschen denken während eines Gesprächs an die Vergangenheit oder Zukunft und vergessen dadurch wichtige Informationen. Achten Sie beim Zuhören auch auf Körpersprache. Fazit: Seien Sie respektvoll im Gespräch und versuchen Sie, die Perspektive des anderen zu verstehen (Rogers, 2018). Eine gute Methode zur Kommunikation ist das Paraphrasieren.

Das Wort »Para« kommt aus dem Griechischen und bedeutet »neben«, während »frasein« so viel wie »reden« heißt. Diese Methode hilft, Respekt zu zeigen, indem man das Gesagte zusammenfasst. So kann der Gesprächspartner Missverständnisse klären und sieht, dass man sich für das Gespräch interessiert. Man könnte sagen: »Erzählen Sie mir, was Sie verstanden haben, dann weiß ich, ob ich mich klar ausgedrückt habe.«

Es ist bekannt, dass Kellner mehr Trinkgeld bekommen, wenn sie die Bestellung wiederholen. Aber das bedeutet nicht, dass Sie alles genau so wiederholen sollten, denn das könnte als Nachmachen verstanden werden. Es reicht oft aus, am Ende des

Gesprächs die wichtigsten Punkte zusammenzufassen und zu bestätigen. Während des Gesprächs ist es hilfreich, die wichtigsten Informationen sowohl am Anfang als auch am Ende zu nennen, da diese Teile in der Regel besser im Gedächtnis bleiben.

Gute Kommunikation braucht auch, dass man über sich selbst nachdenkt. Überlegen Sie, wie andere Sie verstehen. Wie empfinden Sie Gespräche? Wann sind Sie gestresst dabei?

Umsetzung der Theorie

Um Nachhaltigkeit gut einzuführen, müssen klare Regeln für die Umsetzung vorhanden sein. Informieren Sie alle Beteiligten.

Achten Sie darauf, welche Gruppen informiert werden müssen und wer aktiv am Prozess teilnehmen soll. Dazu gehören die Bewohner (Heimbeirat), ihre Angehörigen, Lieferanten sowie Ärzte und Therapeuten und andere Beteiligte.

Eine Möglichkeit, Informationen zu verbreiten, ist die Erstellung einer Broschüre, die auch für Öffentlichkeitsarbeit genutzt werden kann. Dabei ist es wichtig, auf Nachhaltigkeit zu achten. Wenn Sie Broschüren erstellen möchten und eine »nachhaltige Einrichtung« sind, sollten Sie darauf achten, umweltschädliche Materialien zu vermeiden und stattdessen Materialien aus nachwachsenden Rohstoffen oder erneuerbaren Energien zu verwenden.

Mit einer Projektplanung kann man die Abläufe so organisieren, dass die Mitarbeitenden verstehen, was passiert, und aktiv mitarbeiten können.

Ihnen sind die folgenden Projektphasen vertraut:

- ✔ Definitionsphase
- ✔ Planungsphase
- ✔ Umsetzungsphase
- ✔ Abschlussphase
- ✔ Integrationsphase

Bitte nehmen Sie sich einen Moment Zeit, um zu überlegen, welche Elemente zu den einzelnen Phasen gehören und was konkret geplant werden kann.

Ihre geplante Zeittafel	Projektphase	Beschreibung	Verantwortlichkeiten
	Definitionsphase	Ist-Analyse (SWOT), Kosten-Nutzen-Vergleich	
	Planungsphase	Ziele festlegen (am besten Mitarbeitende einbeziehen), Bausteine entwickeln und Zeittafel der Meilensteine festlegen, Festlegung von Arbeitsaufträgen, Kick-off-Veranstaltung, Zeitplan	
	Umsetzungsphase	Konkrete Vergabe von Arbeitsaufträgen, Controlling und Abgleich der Umsetzung, Abweichungen erkennen und anpassen	
	Abschlussphase	Analyse der Ergebnisse und Abgleich mit den Zielen Abschlussveranstaltung Bei Nichterreichen der Ziele wieder zurück auf »Start«	
	Integration in die Praxis	Alle Ergebnisse werden umgesetzt und weiterhin überprüft.	

Tabelle 9.1: Projektphasen

Verantwortliche Projektteilnehmende sind:

- ✔ Geschäftsführung
- ✔ Einrichtungsleitung
- ✔ Pflegedienstleitung
- ✔ Wohnbereichsleitung
- ✔ Projektleitung

- Leitungen der Betreuung, der Küche, der Hauswirtschaft, der Technik, der Verwaltung
- Qualitätsbeauftragte
- Benannte Mitarbeitende

Resümee Change-Management

Führen heißt auch, zu überprüfen, wie es läuft. Die Ergebnisse können unterschiedlich sein. Evaluierung bedeutet nicht nur, zu sehen, was gut gelaufen ist, sondern auch rechtzeitig Anpassungen vorzunehmen. Halten Sie den Kontakt zu Ihren Mitarbeitern.

Ihre Aufgabe ist es, die Mitarbeitenden Schritt für Schritt zu Ihrem Ziel zu führen und den Veränderungsprozess zu unterstützen und zu überwachen. Das grundlegende Phasenmodell kann Ihnen dabei helfen. Lewin (Schreyögg, 2008) erklärt, welche Phasen Menschen in einem Veränderungsprozess durchlaufen müssen. Er geht davon aus, dass es eine Auftauphase gibt, in der Sie als Führungskraft die Notwendigkeit der Veränderung klarmachen müssen.

Nach der Veränderungsphase kommt die Phase, in der alles stabil wird. Jetzt müssen alle Mitarbeiter ihre Denkweise und ihr Verhalten ändern. Als Führungskraft ist es Ihre Aufgabe, diese Veränderungen zu festigen, damit sie zur Gewohnheit werden. Diese Phase nennt man Stabilisierung. Es ist wichtig, dass Sie die Bedingungen in Ihrer Einrichtung beachten. Die beste Theorie bringt nichts, wenn sie nicht praktisch umsetzbar ist.

Zusammengefasst ist es wichtig, bestimmte Fähigkeiten zu haben, um Herausforderungen zu bewältigen. Dazu gehören:

- Flexibilität gegenüber Anforderungen
- Umgang mit komplexen Situationen
- Umsetzung von Theorie in die Praxis
- Reflexion und kritische Auseinandersetzung
- Menschen motivieren können

Sprechen Sie regelmäßig mit Ihren Mitarbeitenden darüber, was Nachhaltigkeit für sie bedeutet und wie dieser Prozess fortgeführt werden kann.

IN DIESEM KAPITEL

Räume Ihrer Einrichtung mit dem Blick der Nachhaltigkeit betreten

Letzte praktische Umsetzung

Kapitel 10
Der Gang durch die Einrichtung

Kleine Dinge können große Auswirkungen haben. Alles ist wichtig, also lassen Sie uns am Ende gemeinsam Ihren Arbeitstag durchgehen. Es gibt immer Vor- und Nachteile, deshalb sollten Sie gut abwägen. Sprechen Sie mit den Bewohnern und ihren Angehörigen über die Möglichkeiten. Oft bringen sie Hygieneartikel mit, schon beim Einkaufen fängt viel an. Veranstalten Sie einen Angehörigenabend zum Thema »Nachhaltigkeit im Lebensumfeld«.

Sie fahren von zu Hause los zur Arbeit. Womit fahren Sie? Mit dem Auto? Verbrenner oder E? Mit dem Fahrrad oder Roller? Öffentliche Verkehrsmittel oder zu Fuß? Viele Arbeitgeber stellen mittlerweile E-Bikes zur Verfügung.

Sie parken so, dass neben Ihnen auch andere Autos Platz haben, oder steht Ihr Auto so schräg, dass ein anderes Auto weiterfahren muss und somit unnötig Energie verbraucht?

Eingangsbereich, Verwaltungs- und Wirtschaftsbereich

Betreten Sie nun in Gedanken Ihre Einrichtung. Wie viele Lampen sind eingeschaltet? Läuft ein Radio oder Fernseher? Obwohl vielleicht niemand dort sitzt? Bewohner, die sich in diesen Bereichen aufhalten, tun dies oft, weil sie am Leben teilnehmen möchten, sich gegebenenfalls unterhalten oder gerne andere beobachten. Radios und Fernseher, teilweise viel zu laut eingestellt, stören eher. Das gilt auch für den Bereich der Wohnküchen.

Ein digitaler Bilderrahmen, der die Fotos von den Aktivitäten in der Einrichtung zeigt, wäre effektiver. Er braucht zwar Strom, hat aber einen Nutzen.

Jetzt gehen Sie in den Verwaltungs- und Wirtschaftsbereich und zu Ihrer Umkleide. Gibt es dort Bewegungsmelder oder schaltet man das Licht mit einem Schalter an? Bewegungsmelder sind eine gute Alternative, denn oft wird vergessen, das Licht auszuschalten. Sie ziehen sich um, aus welchem Stoff ist Ihre Dienstkleidung? Baumwolle? Besser wäre aus Hanf!

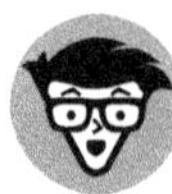

Der CO_2-Fußabdruck von Baumwolle variiert je nach Anbaubedingungen, Technologien und den Verwendungsmethoden, aber allgemein wird er als relativ hoch angesehen.

Gründe: Anbau, Bewässerung, Verarbeitung und Transport

Hanftextilien sind Stoffe, die aus der Hanfpflanze gemacht werden. Sie sind bekannt dafür, dass sie lange halten, sehr robust sind und umweltfreundlich. Hanf wird ohne Chemikalien oder Pestizide angebaut, was ihn zu einer guten Wahl für die Umwelt in der Textilbranche macht.

Vorteile: atmungsaktiv, feuchtigkeitsregulierend, UV-Schutz, antibakterielle Eigenschaft und Langlebigkeit

Essen Sie in der Einrichtung oder haben Sie ein mitgebrachtes Pausenbrot? Die Zeit, in der Fast Food und Kaffee zum Mitnehmen als stilvoll galten, ist vorbei. Diese Praktiken belasten nicht nur die finanziellen Mittel, sondern auch die Umwelt. Benutzen Sie Brotpapier oder Plastik? Besser wären Edelstahlbehälter, übrigens auch für Ihren Kaffee oder Tee. Sie wissen aus Erfahrung, wie schnell der Kaffee/Tee wieder kalt getrunken werden muss. Benutzen Sie einen Isolierbecher und das Getränk bleibt warm.

Wohnbereich und Bewohnerzimmer

Jetzt geht es in den Wohnbereich und Bewohnerzimmer. Bitte zählen Sie, wie viele Geräte sich im Stand-by-Modus befinden. Jetzt rechnen Sie mal hoch. Mindestens 25 Fernseher × 24 Stunden × 7 Tage × 4 Wochen × 12 Monate und so weiter.

Lassen Sie bei der nächsten Übergabe alle Teilnehmer schätzen, wie viele elektrische Geräte im Stand-by-Modus sind. Wer nah an der Zahl ist, bekommt einen Kaffee.

Bei vielen Bewohnern findet die Körperpflege am Waschbecken statt. Auch hier wieder eine Schätzfrage: Wie viele Liter (kostbares) Trinkwasser fließen einfach so in den Abfluss?

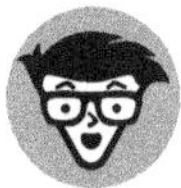

Laut Deutschlandfunk (2024) kostet eine Ein-Liter-Flasche Wasser in Nigeria bis zu einem Euro. Das können sich Millionen von Menschen in dem westafrikanischen Land Nigeria nicht leisten.

Nächster Auftrag: Schauen Sie sich mal um, wie viele Gegenstände/Utensilien aus Plastik sind. Vielleicht wäre dies ein wichtiges Thema für die Angehörigen, die sich ebenfalls der Nachhaltigkeit stellen möchten. Pflegeutensilien gibt es zunehmend mit der Rubrik Nachhaltigkeit. Vieles, wie zum Beispiel Duschgel kann mittlerweile aufgefüllt werden. Selbst Zahnbürsten und Kämme können ausgetauscht werden. Lassen Sie von den Angehörigen zum Beispiel welche aus Bambus mitbringen.

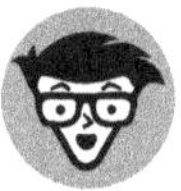

Bambus ist eine Pflanze aus der Familie der Süßgräser.

Vorteile: schnelles Wachstum, vielfältige Verwendung. Bodenverbesserung durch das Wurzelwerk

Sollten Ohrstäbchen benutzt werden (was nicht empfohlen wird), gibt es sie auch als Holzstäbchen, statt mit Plastik.

Viele Bewohner lieben es sehr warm im Zimmer. Achten Sie bitte darauf, dass nicht die Fenster auf und gleichzeitig die Heizung an ist.

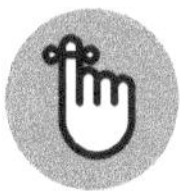

Sie haben schon von der Idee gelesen, in der Nacht nicht die Beleuchtung in den Badezimmern der Bewohnerzimmer anzulassen. Stattdessen können wesentlich günstiger Bewegungsmelder eingesetzt werden.

Funktionsräume

Jetzt schauen wir uns die Funktionsräume an. Das sind die Räume, in denen das Licht oft eingeschaltet bleibt. Hier bieten sich Bewegungsmelder an, sollte dies nicht möglich sein, hilft vielleicht ein Schild: »Licht aus!«

Wie geht es jetzt weiter in Ihrem Rundgang durch das Haus? Der Aufenthaltsraum – Radio? Fernseher? Grundsätzlich nicht unreflektiert. Immer wieder ist zu beobachten, dass jede Menge Lebensmittelabfälle vernichtet werden. Vielleicht können kleinere Portionen Abhilfe schaffen. Nachreichen sollte möglich sein. Zählen Sie auf, welche Lebensmittel in kleinen Portionseinheiten verpackt sind.

Butter, Marmelade, Kaffeemilch? Es gibt Butter, die in großen Einheiten in einer Maschine ist und bei Knopfdruck in kleinen Einheiten freigegeben wird. Unter Wahrung der hygienischen Aspekte könnte Marmelade aus großen Gläsern proportioniert werden und Milch aus Ein-Liter-Gebinden. Wie viel Kaffee wird tagtäglich gekocht und wie viele Kaffeefilter werden hierbei verwendet? Tauschen Sie die Einmalfilter gegen Dauerfilter aus. Es ist eine einmalige Anschaffung, Müll wird reduziert und Kosten gesenkt.

Ihre Einrichtung hat bestimmt einen Garten. Kaffeesatz ist ein hervorragender Dünger.

Im Büro angekommen, erinnern Sie sich nochmals daran, Papier zu sparen. Recyclingpapier ist eine gute Entscheidung, doch davor steht die Frage: »Muss ich jetzt wirklich etwas ausdrucken?« Eine Informationswand im Dienstzimmer kann auch eine Tafel oder ein Whiteboard sein und mit Stiften beschrieben und nicht mit Papier behangen sein.

Zum Schluss noch eine Idee zum Abwägen: Denn nicht alles, was billig ist, ist auch wirklich kostengünstig, und sicherlich kennen Sie den Spruch: »Wer billig kauft, kauft zwei Mal.« Beispielsweise ist dünnes Toilettenpapier zwar etwas billiger im Einkauf, jedoch wird sehr viel mehr davon verbraucht, sodass die Anschaffung aufs Gesamte gesehen wieder teurer wird.

Fazit

Gehen Sie weiter mit offenen Augen und innovativ durch Ihre Einrichtung. Es gibt bestimmt noch mehr Möglichkeiten. Werden Sie ein Detektiv der Nachhaltigkeit.

Teil V
Der Top-Ten-Teil

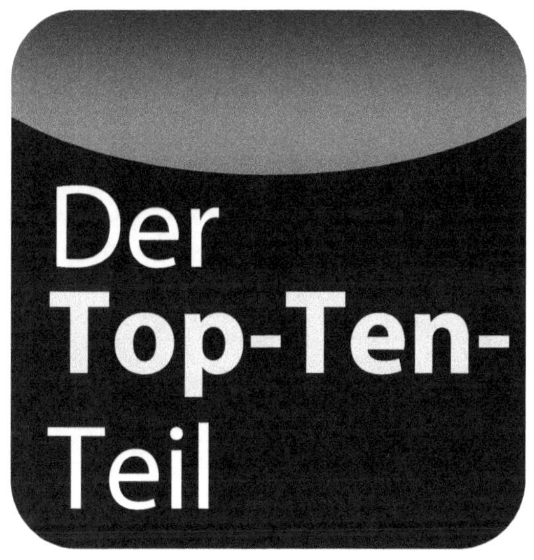

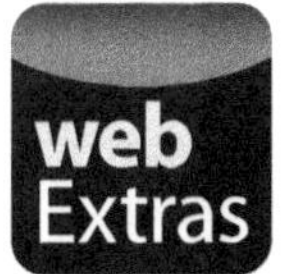

Folgen Sie uns auch auf Instagram: https://www.instagram.com/furdummies/

IN DIESEM TEIL ...

... finden Sie zum Schluss noch wichtige Informationen. Alles hat mal ein Ende, auch dieses Buch. Alle Informationen und Vorgaben dienen Ihrer Orientierung. Sie selbst ziehen die Fäden und bestimmen die Arbeitsabläufe für die zuvor gesetzten Ziele.

IN DIESEM KAPITEL

Erhalten Sie praktische Tipps, um Nachhaltigkeit in Ihren Berufsalltag zu integrieren.

Kapitel 11
Zehn Tipps für die Umsetzung von Nachhaltigkeit im Pflegealltag

Hier finden Sie die wichtigsten Tipps »auf einen Blick« für die sofortige Umsetzung oder Planung.

1. Verstehen Sie die gesetzlichen Anforderungen und informieren Sie sich fortlaufend.

2. Binden Sie alle relevanten Interessengruppen ein, einschließlich Mitarbeiter, pflegebedürftige Personen, Angehörige, Lieferanten und so weiter.

3. Achten Sie auf ein fundiertes und aussagekräftiges Datenmanagement, digitale Systeme sind unumgänglich.

4. Entwickeln Sie eine Nachhaltigkeitsstrategie und binden Sie diese in Ihr Unternehmenskonzept mit ein.

5. Transparente Kommunikation ist elementar für neue Denkweisen und Konzepte.

6. Schulen und Sensibilisieren Sie alle am Prozess beteiligte Personen.

7. Binden Sie wenn möglich Ihr Nachhaltigkeitsmanagement in ein bestehendes Qualitätsmanagementsystem ein.

8. Erstellen Sie eine Ist- und eine Sollanalyse, nutzen Sie QM-Elemente (etwa interne Audits).

9. Setzen Sie klare Ziele.

10. Nutzen Sie Förderprogramme.

IN DIESEM KAPITEL

Nützliche Anregungen aus dem WWW

Wichtige Internetseiten rund um Nachhaltigkeit, Pflege und Gesetzesgrundlagen

Kapitel 12
Über zweimal zehn Internetseiten zum Weiterlesen

Sie haben im laufenden Text an passenden Stellen wichtige Internetseiten kennengelernt. Im Folgenden finden Sie von A bis Z sortiert ergänzende Internetseiten mit weiterführenden Informationen. Wir wünschen Ihnen viel Freude beim Entdecken!

Bundesministerium für Umwelt, Naturschutz, nukleare Sicherheit und Verbraucherschutz: `https://www.bmuv.de`

Bundesministerium für Wirtschaft und Klimaschutz: `https://www.bmwk.de`

Deutscher Berufsverband für Pflegeberufe: `https://www.dbfk.de/de/berufspolitik/nachhaltigkeit/`

Deutscher Nachhaltigkeitskodex: `https://www.deutscher-nachhaltigkeitskodex.de/de/`

Förderdatenbank des Bundesministeriums für Wirtschaft und Klimaschutz: `https://www.foerderdatenbank.de/FDB/DE/Home/home.html`

Fördermittelmanagement emcra: `https://www.emcra.eu/`

Health for Future: `https://healthforfuture.de/`

HIGELA (Hitzeresiliente und Gesundheitsfördernde Lebens- und Arbeitsbedingungen der stationären Pflege): `https://higela.de/`

Klimafreundlich Pflegen: https://klimafreundlich-pflegen.de/

KLUG (Deutsche Allianz Klimawandel und Gesundheit): https://www.klimawandel-gesundheit.de/

Krankenkasse AOK: https://www.aok.de

Meldestelle Pflege: https://www.meldestelle-pflege.de/

Mimikresonanz®-Institut: https://mimikresonanz-institut.de

NiNo (Nachhaltigkeit in Nonprofit-Organisationen), Errechnung des CO_2-Fußabdrucks: https://nino-nachhaltigkeit.de/

Pflegebevollmächtigte: https://www.pflegebevollmaechtigte.de/attraktive-pflegeberufe-details/gap-gute-arbeitsbedingungen-in-der-pflege-zur-vereinbarkeit-von-pflege-familie-und-beruf.html

PflegeFaktisch: https://www.medifoxdan.de/news/pflegepodcast-pflegefaktisch/

Pflegenetzwerk Deutschland: https://pflegenetzwerk-deutschland.de/nachhaltigkeit-in-der-pflege-aber-wie

Sausen Advisory und Meldestelle Pflege (Umsetzung Hinweisgeberschutzsystem): https://www.sausen-advisory.de/

Schwulenberatung: https://schwulenberatungberlin.de/qualitaetssiegel-lebensort-vielfalt/

Wir retten die Welt: www.wirrettendiewelt.de

Zentrum für Klimaanpassungen: https://zentrum-klimaanpassung.de

Abkürzungsverzeichnis

CSR	Corporate Social Responsibility (Soziale Verantwortung des Unternehmens)
CSRD	Corporate Sustainability Reporting Directive
DBfK	Deutscher Berufsverband für Pflegeberufe
DNK	Deutscher Nachhaltigkeitskodex
DSGVO	Datenschutzgrundverordnung
DSRD	Corporate Sustainability Reporting Directive (Richtlinie zur Nachhaltigkeitsberichterstattung von Unternehmen)
EEG	Erneuerbare-Energien-Gesetz
EFFAS	European Federation of Financial Analysts Societies
EFRAG	European Financial Reporting Advisory Group (Europäische Beratergruppe für Finanzberichterstattung)
ESG	Environmental, Social and Governance (Umwelt, Soziales und Unternehmensführung)
ESRS	European Sustainability Reporting Standards (Europäische Standards zur Nachhaltigkeitsberichterstattung)
GEG	Gebäudeenergiegesetz
GRI	Global Reporting Initiative
GVWG	Gesundheitsversorgungsweiterentwicklungsgesetz
HinschG	Hinweisgeberschutzgesetz
ICN	International Council of Nurses
IÖW	Institut für ökologische Wirtschaftsforschung
KI	Künstliche Intelligenz
KLUG	Klimawandel und Gesundheit
KrWG	Kreislaufwirtschaftsgesetz
LkSG	Lieferkettensorgfaltsgesetz
QMS	Qualitätsmanagementsystem
SGD	Sustainable Development Goals (Nachhaltige Entwicklungsziele)
WCED	Weltkommission für Umwelt und Entwicklung
ZNU	Zentrum für nachhaltige Unternehmensführung

Literaturverzeichnis

Arbeitgeberverband Pflege (03. 10 2024). Von https://arbeitgeberverband-pflege.de/das-haben-wir-zu-sagen/deutschlandkarte-heimsterben-verband-veroeffentlicht-uebersicht-zu-insolvenzen-und-schliessungen-in-der-altenpflege/#:~:text=Dazu%20erklärt%20Thomas%20Greiner%2C%20Präsident,Das%20zeigt%20die%20D abgerufen.

Arenberg, P. (2017). Führung, Ethik und Unternehmenserfolg. Riedlingen: SRH Fernhochschule.

Bittner-Fesseler, A. et al. (2020). Instrumente und Kommunikation von CSR und Nachhaltigkeit. Riedlingen: SRH Riedlingen.

BMUV (Bundesministerium für Umwelt, Naturschutz, nukleare Sicherheit und Verbraucherschutz), o. J. (16.10.2024). Von Deutsche Nachhaltigkeitsstrategie: https://www.bmuv.de/themen/nachhaltigkeit/strategie-und-umsetzung/nachhaltigkeitsstrategie abgerufen.

BMWK (Bundesministerium für Wirtschaft und Klimaschutz) (2020) (23.10.2024a). Von Sustainable Finance-Taxonomoie: https://www.bmwk.de/Redaktion/DE/Schlaglichter-der-Wirtschaftspolitik/2020/09/kapitel-1-6-sustainable-finance-taxonomie.html abgerufen.

BMWK (Bundesministerium für Wirtschaft und Klimaschutz) o. J. (23.10.2024b). Von Das Abkommen von Paris: https://www.bmwk.de/Redaktion/DE/Artikel/Industrie/klimaschutz-abkommen-von-paris.html abgerufen.

Bruhn, M. (2014). Unternehmens- und Marketingkommunikation. Handbuch für ein integriertes Kommunikationsmanagement. München: Vahlen.

Bundesregierung (2021). (19.10.2023). Von Deutsche Nachhaltigkeitsstrategie. Weiterentwicklung 2021: https://www.bundesregierung.de/resource/blob/975274/1873516/9d73d857a3f7f0f8df5ac1b4c349fa07/2021-03-10-dns-2021-finale-langfassung-barrierefrei-data.pdf?download=1 abgerufen.

Bundeszentrum für Ernährung (2020) (02.10.2024). Von Planetary Health Diet: https://www.bzfe.de/nachhaltiger-konsum/lagern-kochen-essen-teilen/planetary-health-diet/ abgerufen.

Deutschlandfunk (16.10.2024). Deutschlandfunk. Von https://www.deutschlandfunk.de/nigeria-und-das-geschaeft-mit-wasser-100.html#:~:text=Bis%20zu%20umgerechnet%20einem%20Euro,westafrikanischen%20Land%20nicht%20leisten%20können abgerufen

Eilert, W. D. (2013). Mimikresonanz. Paderborn: Junfermann.

Ekman, P. (2010). Gefühle lesen. Heidelberg: Spektrum.

Etymologie (19. März 2020). Von utopix: http://utopix.org/wiki/EtymologieWert.html abgerufen.

Hartschen, M. et al. (2015). Innovationsmanagement: Die 6 Phasen von der Idee zur Umsetzung. Offenbach: Gabal.

Held, M., Warnecke, F. (2024). Nachhaltigkeitsmanagement in der Altenhilfe. Stuttgart: Kohlhammer.

Klages, H. (1985). Bildung und Wertewandel. Soziologie und gesellschaftliche Entwicklung. Francoforte/Nova lorque: Campus.

Koch, A. (2011). Studienbrief Change Management – Grundlagen. Riedlingen: SRH; Fernhochschule Riedlingen.

Lexikon der Nachhaltigkeit (Hrsg.)(2015). (22.12.2023). Von https://www.nachhaltigkeit.info/artikel/hans_carl_von_carlowitz_1713_1393.htm abgerufen.

Lexikon der Nachhaltigkeit (Hrsg.) o. J. (22.12.2023). Von https://www.nachhaltigkeit.info/artikel/brundtland_report_1987_728.htm abgerufen.

NINO (Nachhaltigkeit in Nonprofit-Organisationen) o. J. (22.10.2024). Von Darum ist NiNo Ihr idealer Partner für CO_2-Bilanzierung: https://nino-nachhaltigkeit.de abgerufen.

Reinhardt, R. et al. (2016a). Personalführung. Riedlingen: SRH Fernhochschule.

Reinhardt, R. et al. (2016b). Studienbrief Personalführung. Riedlingen: SRH Riedlingen.

Rogers, R. C. (2018). Entwicklung der Persönlichkeit. Stuttgart: Klett-Cotta.

Rokeach, M. (1973). The nature of human values. New York: Free press.

Schmitt, C. &. (2018). Psychologie und Nachhaltigkeit. Wiesbaden: Springer.

Statistisches Bundesamt (Hrsg.) o. J. (14.10.2024). Von Green Deal. Klimaneutralität bis 2025: https://nino-nachhaltigkeit.de abgerufen

Stöcker, M. (September 2023). Wenn der Schlaf gestört ist. Altenpflege, S. 38–40 Heft 9.

TÜV Rheinland AG o. J. (25.10.2024a). Von ISO 50001 Zertifizierung - Energiemanagementsystem: https://www.tuv.com/germany/de/energiemanagementsystem-iso-50001.html abgerufen.

TÜV Rheinland AG o. J. (26.10.2024b). Von SA8000 Zertifizierung: https://www.tuv.com/germany/de/zertifizierung-nach-sa-8000.html abgerufen.

TÜV Süd AG o. J. (25.10.2024a). Von ISO 14001 Umweltmanagementsystem: https://www.tuvsud.com/de-de/dienstleistungen/auditierung-und-zertifizierung/umwelt-und-nachhaltigkeit/iso-14001 abgerufen.

TÜV Süd AG o. J. (26.10.2024b). Von ISO 26000. Messen und kontrollieren Sie, wie sich Ihr Business auf die Gesellschaft auswirkt: https://www.tuvsud.com/de-de/dienstleistungen/auditierung-und-zertifizierung/nachhaltige-management-services/soziale-nachhaltigkeit abgerufen.

UBA (Umweltbundesamt) o. J. (20.10.2024a). Von CSR-Richtlinie: https://www.umweltbundesamt.de/umweltberichterstattung-csr-richtlinie abgerufen.

UBA (Umweltbundesamt) o. J. (24.10.2024b). Von Berichtsstandards: https://www.umweltbundesamt.de/umweltberichterstattung-berichtsstandards#einheitliche-eu-standards-fur-die-umwelt-und-nachhaltigkeitsberichterstattung abgerufen.

UN GCD (UN Global Compact Netzwerk Deutschland) o. J. (23.10.2024). Von United Nations Global Compact: https://www.globalcompact.de/ueber-uns/united-nations-global-compact abgerufen.

Vahs, D., Leiser, W. (2010). Workbook Change Management. Stuttgart: Schäffel-Pöschel.

Weiand, A. (2016). Toolbox Change Management. Stuttgart: Schäffer-Poeschel Verlag.

Windhorst, K. G. (1985). Wertewandel und Konsumverhalten: ein Beitrag zur empirischen Analyse der Konsumrelevanz individueller Wertvorstellungen in der Bundesrepublik Deutschland. Regensburg.

ZNU (Zentrum für nachhaltige Unternehmensführung) (Hrsg.) o. J. (01.10.2024). Von https://mehrwert-nachhaltigkeit.de/znu-standard abgerufen.

Zukunftsinstitut (2019) (10.10.2024). Von Der wichtigste Megatrend unserer Zeit: https://www.zukunftsinstitut.de/zukunftsthemen/der-wichtigste-megatrend-unserer-zeit abgerufen.

Abbildungsverzeichnis

Stichwortverzeichnis

www.ingramcontent.com/pod-product-compliance
Lightning Source LLC
LaVergne TN
LVHW010432230826
846092LV00009BA/1142

9783527722846